腹腔镜下胃癌根治手术

培训手册

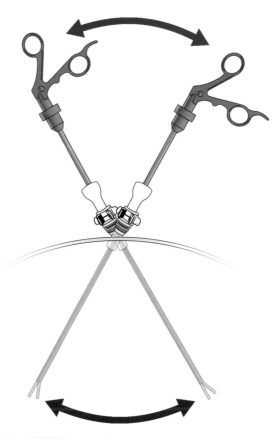

校　　审：〔日〕北野正刚

编　　著：〔日〕白石宪男

　　　　　〔日〕赤木智德

助　　理：〔日〕草野彻

主　　译：韩方海　张忠涛　杨　斌

广东科技出版社

全国优秀出版社

· 广 州 ·

U0214037

图书在版编目（CIP）数据

腹腔镜下胃癌根治手术培训手册 /（日）白石宪男，（日）赤木智德编著；韩方海，张忠涛，杨斌主译. —广州：广东科技出版社，2023.9

ISBN 978-7-5359-8119-6

Ⅰ. ①腹… Ⅱ. ①白… ②赤… ③韩… ④张… ⑤杨… Ⅲ. ①腹腔镜检—应用—胃癌—外科手术—技术培训—手册 Ⅳ. ①R735.2-62

中国国家版本馆CIP数据核字（2023）第137633号

IGAN NI TAISURU FUKUKUKYOKA I SETSUJOJUTSU RENSHUCHO

© KITANO Seigo, SHIRAISHI Norio, AKAGI Tomonori, KUSANO Toru 2014

Originally published in Japan in 2014 by MEDICAL VIEW CO.,LTD

Chinese (Simplifed Character only) translation rights arranged with MEDICAL VIEW CO.,LTD

through TOHAN CORPORATION, TOKYO.

广东省版权局著作权合同登记

图字：19-2023-234号

腹腔镜下胃癌根治手术培训手册

Fuqiangjing Xia Weiai Genzhi Shoushu Peixun Shouce

出 版 人：严奉强

责任编辑：黎青青　贾亦非

封面设计：彭　力

责任校对：于强强

责任印制：彭海波

出版发行：广东科技出版社

　　　　　（广州市环市东路水荫路11号　邮政编码：510075）

销售热线：020-37607413

https://www.gdstp.com.cn

E-mail：gdkjbw@nfcb.com.cn

经　　销：广东新华发行集团股份有限公司

排　　版：创溢文化

印　　刷：广州市彩源印刷有限公司

　　　　　（广州市黄埔区百合三路8号）

规　　格：889 mm×1 194 mm　1/16　印张16　字数384千

版　　次：2023年9月第1版

　　　　　2023年9月第1次印刷

定　　价：198.00元

如发现因印装质量问题影响阅读，请与广东科技出版社印制室联系调换（电话：020-37607272）。

主　译： 韩方海　张忠涛　杨　斌

译　者（按姓氏拼音排序）

陈志涛　中山大学附属第一医院肝脏移植外科　博士

高　涵　中山大学附属第六医院胃肠外科　博士

韩方海　中山大学孙逸仙纪念医院胃肠外科　教授

刘　琪　深圳肿瘤医院胃肠外科　硕士

谭嘉男　中山大学孙逸仙纪念医院胃肠外科　博士

杨　斌　中山大学孙逸仙纪念医院胃肠外科　副教授

张忠涛　首都医科大学北京友谊医院　教授

钟广宇　中山大学孙逸仙纪念医院胃肠外科　博士

钟　林　中山大学孙逸仙纪念医院胃肠外科　博士

周声宁　中山大学孙逸仙纪念医院胃肠外科　博士

译者前言

自从Billroth在1883年完成第一例胃癌根治手术,至今已将近140年,科学技术和分子医学的发展改变了胃癌治疗理念,从以病理学为基础决定外科手术切除范围到病理学结合分子生物学特性决定外科手术选择,手术器械从单纯的"冷兵器"时代发展到"热兵器"时代,从手工缝合到机械性吻合,临床决策从个人经验到以循证医学为基础的不同专业医生联合进行的多学科决策(multi-disciplinary treatment,MDT),多种诊断、治疗手段在胃癌诊疗中应用,包括化疗、放疗、靶向治疗和免疫治疗等。影像学技术的发展可进行比较精准的临床评估,结合病理学与分子标志和基因检测,可以对胃癌进行比较准确的临床评估和个体化精准治疗。尽管如此,外科根治性手术切除仍然是胃癌首选的治疗方法。内镜和腹腔镜技术的应用是改变胃癌诊断和治疗的历史性事件,本书校审者北野正刚教授在1993年完成和报道了第一例腹腔镜下胃癌根治手术,开拓了一个新的手术时代,经过日本、韩国和中国的多中心随机对照研究(multicenter randomized controlled trial,MRCT),证明了早期胃癌和进展期胃癌传统的开腹手术和腹腔镜辅助下胃癌根治手术后的近远期并发症和5年生存率没有统计学差异,为腹腔镜胃癌根治手术开展提供了高级别循证医学证据。

1999年荷兰进行了胃癌根治手术D1(第一站淋巴结全部清除)和D2(第二站淋巴结全部清除)的MRCT研究,结果显示D1术后5年生存率明显高于D2手术,作为指导教官的日本笹子三津留教授指出:"即使有科学的课题设计和精确的统计学分析,没有良好的外科手术质量控制,也难以得出科学的结论,Nonsense in, nonsense out [Mitsuru Sasako, Int Clin Oncol(2005)10:165-170]。"任何新技术的开展都必须经历一个学习曲线,良好的培训可以缩短学习曲线时间和减少手术例数,这点无论对低年资医师还是经验丰富的教授都是至关重要的。进行规范化培训可以克服个人经验的狭隘和不足,减少外科医生个人因素对患者预后的不良影响,同时提高手术质量。

本书由日本大分大学医学部消化外科白石宪男和赤木智德编著,大分大学校长北野正刚教授校审,从助手和术者两个角度详细介绍了腹腔镜下胃癌根治手术的操作步骤和操作原则,内容翔实,实用性强,一招一式,皆有其理,每一个章节后面都附有几句"智慧之言",细细体会,必有所获。北野正刚教授是世界上第一位报道腹腔镜下胃癌根治手术的医生，本书是北野正刚教授团队对腹腔镜下胃癌根治手术经验的总结，为开展腹腔镜下胃癌根治手术奠定了良好的基础，尤其对规范腹腔镜下胃癌根治手术的流程和确保手术质量有一定指导作用。日本内镜外科学会、日本胃癌协会、日本外科技术质量控制协会和日本胃肠外科学会等均已建立腹腔镜外科医生培训制度，并制定了严格的考试标准，对普及腹腔镜胃癌外科技术、提高整体治疗水平和推动后续发展起到至关重要的作用。

中国胃癌患者占全球50%左右，腹腔镜技术比较普及，近年来注册和进行了多个MRCT，参与医院多，累积病例速度快。另外，涉及的手术医师越多，手术的质量控制就越困难。外科手术的同质性、重复性、可验证性是保证临床研究质量的关键。目前许多基层医院开展腹腔镜下胃癌根治手术时，对开展此术式的外科医生没有经过严格的考试和考核，面对此种情况，确实需要一本具有指导意义的书来规范操作，保证手术质量和使胃癌患者手术获益最大化。日本消化器内镜学会和日本消化器外科学会等都建立了专科医师认证制度，需要经过严格的培训和手术操作考试才可以获得专科医师资格，我国也正在建立和完善专科医师技术考核标准。尽管原版书出版时间稍久，但是对腹腔镜下胃癌根治手术医师的培训仍大有裨益。

本书经几番周折与日本医学出版社协商，终于可翻译成中文，与广大读者见面。感谢我的博士研究生导师四川大学华西医院张肇达教授对我多年的支持和鼓励，感谢中华医学会外科学分会副主任委员张忠涛教授鼎力支持，感谢我的学生齐心协力，感谢广东科技出版社医学编辑黎青青女士，没有大家的帮助本书难以付梓。尽管我们反复阅读和体会，但还是难以完全"诠释本意"，仍然存在需要商榷和不足之处，敬请指正，谢谢。

序

自1991年开创腹腔镜辅助下远端胃切除术（LADG）治疗早期胃癌以来，手术器械不断研发出新，加之医患需求，LADG迅速普及。2011年，日本国内每年完成的腹腔镜下胃癌根治手术已达7200例以上。为了普及腹腔镜技术，提高医生操作水平，保证手术安全，日本内镜外科学会（JSES）举办教育研讨会确立了技术资格认定制度，并成立了与JSES相关的研究学会，如腹腔镜下胃切除研究会、动物实验操作培训会等。这些教育活动的成果，对推动腹腔镜下胃癌根治术的普及及水平的提高起到了重要的作用。

腹腔镜下手术，是在二氧化碳气腹下通过腹腔监视器一边观察腹腔一边进行手术，手术主要是用长钳进行操作。此类手术不像以往的开腹手术那样用肉眼观察术野，而是在2D视野下，通过没有触觉的操作进行手术，被认为是一种操作难度较高的手术。但是，手术的本质并没有改变。腹腔镜下手术，践行了以患者为中心的"微创手术"，在腹腔内操作时，需要比做开腹手术更加注意"爱护组织"。由于腹部切口小，通过的钳子需要在很有限的空间里准确夹持胃壁和肠管壁，然后在放大的视野环境下仔细地进行分离等，这些都是手术的难点。因此，我们一直认为基础知识是非常重要的，以解剖学和组织学为基础的手术操作是"爱护组织"的关键。在日常临床工作中，带教老师也经常强调"爱护组织"等基本操作的重要性。

本书的著者——大分大学医学部区域医疗中心（外科部）的白石宪男教授，从早期开始就一直致力于LADG术式的标准化和培训活动，他会对年轻的外科医生进行腔镜外科手术的指导，将其作为日常临床工作的一个环节。另外，大分大学医学部消化外科、小儿外科的赤木智德先生及编辑助理草野彻先生，也是热心的学习者和后辈的教育者。本书以问答形式呈现，这种形式在以前很少见到。且本书作为"书本手术的模拟实验"的手术学，可以说是经常与年轻外科医生接触的白石宪男教授的教科书。期待本书的出版能助力从事腔镜外科的年轻医生成长。

最后，对出版本书的医学出版社编辑吉田富生先生和宫泽进先生表示衷心的感谢。

北野正刚

1991年开创了腹腔镜下胃切除术，之后以日本内镜外科学会及其相关研究会为核心，制定了手术操作和评价的标准。此外，以普及安全的手术操作为宗旨，多次进行大规模的腔镜外科技术认定制度培训、教育研讨会、缝合结扎手技培训、动物实验培训等教育活动。得益于这些教育活动，腹腔镜下胃切除术被迅速地普及。

腹腔镜下胃切除术是一项很有用的术式，它包含了很多基本操作，可以应用于其他腹腔镜手术。在腹腔镜下胃切除术中，可以学习腹腔镜下对膜状结构和索状结构进行的分离操作、切断操作、止血操作、淋巴结清扫、缝合操作、吻合操作等。这些手术操作是术者和助手将"力"和"能量"作用于患者体内，来达成目的的操作，要求准确判断夹持组织的部位、牵拉的方向、用多大"力度"和作用的"能量"来操作。错误的夹持部位和牵拉方向、过大的力和能量，将发生意外损伤。

本书有志于让从事腔镜外科手术的外科医生团队，更加有效地掌握腹腔镜下胃切除术的安全手术操作方法。本书将围手术期处理、术野形成、手术操作步骤及目的，归纳为"提问和回答"的形式。无论是术者还是助手，都可学习。本书的解答只是参考意见。众多外科医生通过阅读本书，只要对其掌握安全的手术操作有所裨益，就甚感荣幸。

在本书完成及出版之际，向给予指导的大分大学校长北野正刚先生，以及提出宝贵意见的大分大学医学部消化外科、小儿外科的猪股雅史先生、卫藤刚先生、白下英史先生、平冢孝宏先生，大分大学医学部区域医疗中心（外科部）的野口刚先生、上田贵威先生表示深深的谢意。另外，向出版本书的医学出版社编辑吉田富生先生以及宫泽进先生表示衷心的感谢。最后，对承担繁杂的联络事务的大分大学消化外科、小儿外科秘书卫藤千鹤表示衷心的感谢！

白石宪男
赤木智德

目　录

第一章

患者的术前处理和术前准备的培训

赤木智德

第一节　早期胃癌如何进行术前准备

> **目标** 掌握早期胃癌腹腔镜下手术的适应证和术前处理

准备

（一）入院时

病例

某患者，男，65岁，3年前开始实施糖尿病的饮食疗法至今。1个月前，单位健康体检进行胃镜检查（图1-1-1），发现胃角大弯侧长径30 mm的凹陷性病变，活检诊断Group Ⅴ，为印戒细胞癌。为了详细检查及进一步治疗，到外科就诊。

体重指数（BMI）：28 kg/m²。

饮酒史：啤酒每日1瓶。

吸烟史：每日20支。

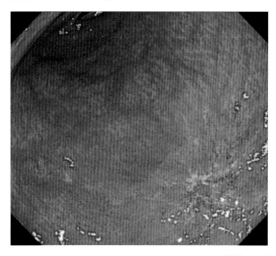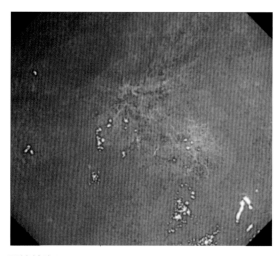

图1-1-1　胃镜检查

进行时

（二）练习题

问题1　什么样的胃癌病变是腹腔镜下远端胃切除的适应证？

问题2　一般常用哪些检查来进行局部（病变）的评估？

问题3 对以下计算机断层扫描（CT）片（图1-1-2）进行描述。

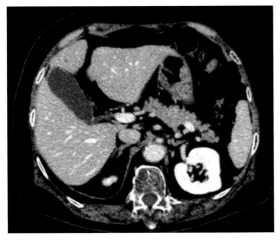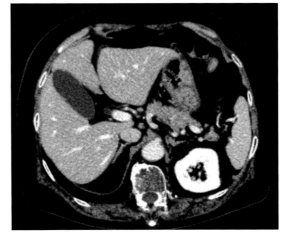

图1-1-2　问题3

问题4 通过哪些检查来评估全身状态（手术耐受性）？

问题5 确定切除范围，选择最佳的术前活检部位（图1-1-3）。

问题6 叙述既往有吸烟史、糖尿病史患者的术前准备和术后处理。

问题7 患者BMI＞30 kg/m^2，行腹腔镜下胃切除术时，需接受哪些评估？

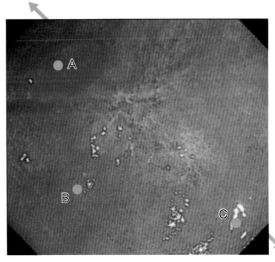

图1-1-3　问题5

（三）按照以下解答掌握手术的适应证和做好术前准备（解答）

解答1　腹腔镜下远端胃切除的手术适应证

根据胃癌治疗指南，一般认为腹腔镜下远端胃切除的手术适应证为IA（T1N0）、IB（T2N0）期胃癌。

● 2009年，一年内进行腹腔镜下胃切除手术约7000例，占胃癌手术的20%（日本内镜外科学会，JSES）。

● 腹腔镜下胃切除术的淋巴结清扫，现在最常用的是D1+。

● 日本临床肿瘤研究组（JCOG）在2008年完成了临床Ⅱ期试验JCOG703的患者招募，该试验以T2N0及以下胃癌为对象，主要评价指标是吻合口漏和胰瘘，其结果显示早期远端胃癌腹腔镜手术在具有丰富经验的医疗单位是安全的（*Jpn J Clin Oncol* 2008）。

解答2　评估病变（局部诊断和扩散范围的诊断）

● 病灶的评估（部位、大体类型、大小、深度）：胃镜检查、胃透视检查，根据需要进行超声内镜检查。

● 淋巴结转移、远隔转移的评估：胸部X线及腹部超声、CT检查，根据需要进行磁共振成像（magnetic resonance imaging，MRI）检查。

解答3　CT读片

● 本病例未见胃壁异常及向胃壁周围绒毛状突起。

● 根据多排CT，沿肝总动脉可见淋巴结，大小在1 cm以下，形状为扁平状，判断淋巴结没有转移（**图1-1-4A**），也未见肝脏、肾上腺等转移。

● 根据多排CT构筑3D血管成像，可以评估脉管情况。

● 本例患者未见血管系统解剖亚分型（**图1-1-4B**）。

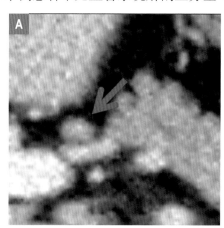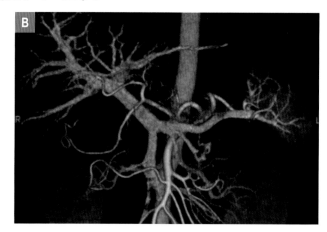

图1-1-4　CT检查

解答4　全身状况的评估

● 进行心电图、胸部X线、呼吸功能检查，血液生化检查、凝血功能检查。根据需要进行超声心动图检查、动脉血气分析等。与开腹手术一样进行术前耐受功能评价。

■ 代表性检查和评价

1. 心功能评估

● 《循环系统疾病诊断和治疗指南》中的心脏危险指数系统（cardiac risk index system，CRIS）（**表1-1-1**），临床常用来预测心脏疾病并发症的概率。

● 1977年报道的Goldman分类，2005年经Lingenauer修订为改良版心脏危险指数（revised cardiac risk index，RCRI）。

2. 呼吸功能评估

● 呼吸功能有多种检查方法，术前该进行何种检查，应根据不同病例情况（既往史、术式）来决定。

● 据报道，呼吸系统并发症的危险因素包括术前氧饱和度、术前1个月内有无呼吸道感染、患者年龄、术前有无贫血、手术部位、手术时间、急诊手术等（*Anesthesiology* 2010）。

● 有报道把术后48 h以上使用人工呼吸机的频率（呼吸系统并发症的频率）根据危险因素的有无分为Ⅰ～Ⅳ 4个阶段，进行分层化（**表1-1-2**）。

● Hugh-Jones分类最终指标是慢性呼吸功能不全，呼吸困难。

3. 肝脏功能评估

● 一般来说，天门冬氨酸氨基转移酶（AST）或丙氨酸氨基转移酶（ALT）稳定在100 U/L以下，可以进行手术。

● 评估肝脏功能的常用分类有Child分类和Child-Pugh评分，均反映术后的预后。Child A指和正常人几乎相同；B指处于代偿期，可以耐受手术；C指可以进行手术以外的治疗，但应该避免手术。

4. 肾功能评估

● 一般发生急性肾功能障碍时，如果病情允许，应延期手术。如果以救命为目的，需要进行急诊手术，即使肾功能障碍处于不稳定的状态，也必须手术。

● 慢性肾脏疾病（chronic kidney disease，CKD）分为1～5期，术后肾脏功能障碍分期指标见**表1-1-3**。

● CKD1～3期：过大的手术侵袭和并发症可能会导致术后肾功能急速恶化，为了保护肾功能，可

表1-1-1　心脏危险指数系统（CRIS）

项目	危险因素	评分
	年龄>70岁	5
病史	6个月内发生过心肌梗死	10
	主动脉狭窄	3
体征	第三心音奔马律，颈静脉怒张，淤血性心功能不全	11
心电图（ECG）	非窦性心律	7
	室性期前收缩>5次/min	7
	氧分压（PO_2）<60 mmHg	3
	二氧化碳分压（PCO_2）>50 mmHg	3
一般状况及检查所见	K^+<3 mmol/L	3
	血尿素氮（BUN）>17.8 mmol/L	3
	或Cr>265.2 μmol/L	3
	卧床不起	3
	急诊手术	4
手术	腹腔内手术	3
	胸腔内手术	3
	主动脉手术	3
心脏病并发症的概率	Ⅰ级（0～5分）：1% Ⅱ级（6～12分）：5% Ⅲ级（13～25分）：11% Ⅳ级（26分及以上）：22%	—

表1-1-2　呼吸系统并发症的预测

风险分级	评分点	人工通气48 h以上的频率
Ⅰ	0～2	0.5%
Ⅱ	3～4	1.8%
Ⅲ	5～6	4.3%
Ⅳ	7～11	9.5%

*得分：75岁以上的1分，男性1分，手术时间3 h以上2分，全身麻醉2分，肺部并发症2分，合并肾脏疾病2分，其他并发症1分，合计得分点作为得分点数（*Am Soc Anesthesiologists Annal Meeting* 2010）。

表1-1-3　慢性肾脏疾病的分期

疾病分期	肾小球滤过率/（mL·min^{-1}·1.73m^{-2}）
1期	≥90
2期	60～89
3期	30～59
4期	15～29
5期	<15

（*Ann Intern Med* 2013）

使用利尿剂和控制肾毒性的药物，注意脱水和血压降低，一般认为没有问题。

- CKD4期：围手术期肾功能急速恶化，有时需要术后血液透析，需要注意血清K^+值的升高。
- CKD5期：末期肾功能不全，将要进行血液净化或者进行透析。

解答5　确保充分安全的近切端

- 腹腔镜下胃切除手术适应证为T1病变，与开腹手术相同，应确保切断的近切缘为2 cm以上。
- 术前胃镜检查判断病变的扩散范围，病变的近侧上夹子，把它作为切除的大致标志。
- 难以判断病变扩展范围的情况时，应术前在病变的近端进行多处病理学活检。
- 由于全腹腔镜下手术不能触及夹子，需要术中内镜检查。

➡【选择C】

解答6　既往有吸烟史和糖尿病史

1. 吸烟者的术前和术后处理

➡恰当的呼吸功能评估后，进行以下处理。

■ **术前处理**

（1）从门诊时开始戒烟（术前6周以上时间）。

（2）呼吸功能锻炼：强化呼吸肌功能，预防术后肺不张、咳嗽功能低下。

（3）口腔护理：预防从气管内插管带入的口腔分泌物导致肺炎，即减少口腔分泌物中的病原菌。

■ **术后处理**

（1）给予吸氧，上半身抬高。

（2）微创气管切开：用相对微创的方法去除气管内分泌物。

（3）无创性人工呼吸：用面罩进行正压呼吸。

2. 糖尿病患者的术前和术后处理

➡糖尿病除了视网膜病变、肾病、神经损害这些并发症以外，有时还伴有全身血管系统动脉硬化。

- 根据报道，糖尿病是手术部位感染（surgical site infection，SSI）的独立危险因素。

■ **术前处理**

（1）开始一般进行运动、饮食疗法，口服降糖药物，术前需要尽早控制血糖，一般常用速效胰岛素。

（2）术前血糖控制到何种程度，尚无循证医学证据。一般空腹血糖目标值为5～8.31 mmol/L，24 h尿糖＜10 g，尿酮体阴性。

■ **术后处理**

（1）因为手术可导致术后高血糖状态（surgical diabetes），所以控制血糖非常重要。

（2）胰岛素的给予有以下3种方法。

a. 静脉滴注：难以迅速应对血糖变化，不适合术后急性期。

b. 间歇性皮下注射：容易引发高血糖和低血糖反复的模式。

c.胰岛素泵持续滴注：目前推荐持续滴注胰岛素。

（3）一般报道胰岛素强化治疗是有效的，可以控制血糖值在4.4～6.1 mmol/L，但也有报道指出出现较多发作性低血糖和糖尿病患者对胰岛素有效性缺乏等。

解答7 高BMI患者的腹腔镜下手术（表1-1-4）

●目前一些报道存在争议。

●最近的报道中，有以下几点需要充分注意并发症的发生。

（1）报道对比试验探讨BMI≥25 kg/m^{2}病例和BMI＜25 kg/m^{2}病例的腹腔镜下胃切除术近期疗效的结果，两组疗效相同（*J Gastronintest Surg* 2007）。

（2）报道对比研究BMI≥25 kg/m^{2}病例，腹腔镜下手术和开腹手术近期疗效比较的结果，腹腔镜组术中出血少，其他的指标效果相同（*Surg Endosc* 2011）。

（3）腹腔镜下远端胃切除术的重建方法，与Billroth-Ⅰ法相比，还是R-Y重建对防止残胃胆汁反流有效（*Ann Surg* 2008）。没有报道过高BMI病例最佳的重建方法。

表1-1-4　高BMI患者的特征

并发症	高频率的并发症
睡眠呼吸暂停综合征	插管困难
支气管哮喘	麻醉延迟
心律不齐	换气不足
心功能不全	深静脉血栓
糖尿病	肺栓塞
脂质代谢异常	缺血性心脏病
胃-食管反流病	创面感染
脂肪肝	
静脉淤滞	

注意事项

（四）手术前（图1-1-5）

【确认病变范围的要点】

●腹腔镜下胃切除术，必须注意近侧切缘。

●分部活检判断近端安全区域后，实施夹子标记（腹腔镜辅助下手术可以触及）。

●腹腔镜下切断的情况，可通过术中内镜和手术前注射色素等进行标记。

●术中进行胃镜检查不要犹豫。

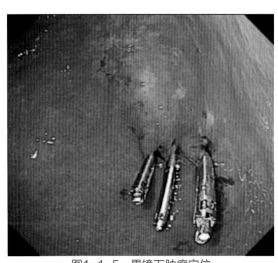

图1-1-5　胃镜下肿瘤定位

法则！

法则1　手术操作

（1）控制出血。

（2）抑制细菌。

（3）爱护组织。

法则2　践行微创手术的要点

（1）掌握基本的手术操作。

（2）根据局部解剖和组织特性进行手术操作。

（3）活用手术器械的特性进行手术操作。

法则3　腹腔镜下手术的特征

（1）长镜头和放大的2D手术视野。

（2）长钳子操作（钟摆运动）。

（3）没有触觉的手术（需要调整力度）。

感悟！

"术前CT是腹腔镜下手术的设计图。"

影像学诊断效果极佳，尤其术前CT检查在以下方面发挥较大作用。

（1）癌的诊断中需要局部评估和扩散范围的诊断。

（2）辨认有无血管亚型分类。

（3）通过测量确定脏器的位置。

（译者：韩方海，高涵）

第二节　如何使用手术器械（尤其是能量器械）

> **目标**　掌握腹腔镜下胃切除术手术器械（尤其是能量器械）的选用方法

准备

（一）使用能量器械

- 腹腔镜下胃切除术常用的能量器械。
- 超声刀以工作刀头的机械振动能量作为摩擦能量进行凝固、切割（图1-2-1A）。
- 血管封闭系统，用带有计算机控制设备的双极电凝和切割刀片进行凝固、切割（图1-2-1B）。

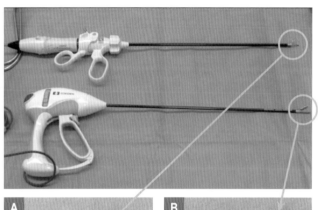

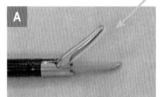 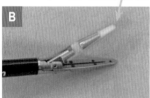

图1-2-1　常用的能量器械

进行时

（二）练习题

问题1　叙述在腹腔镜下胃切除术中，用分离钳进行分离操作时必要的组织微调整（左手操作）。

问题2　以下分离钳的使用方法中，哪种操作可以避免出血（图1-2-2）？

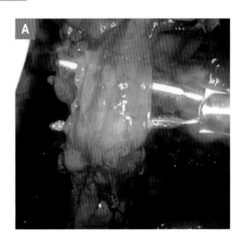 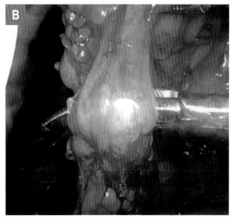

图1-2-2　问题2

问题3 手术中止血操作,尤其是进行可靠的断端封闭是非常重要的。那么使用超声刀时最重要的是什么?

问题4 如何正确使用超声刀进行凝固、切割操作(图1-2-3)?

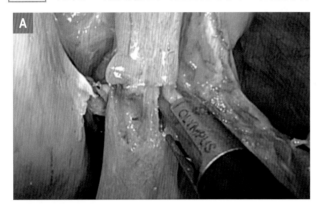
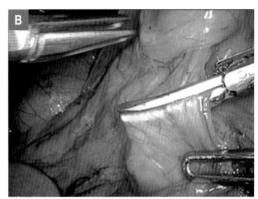
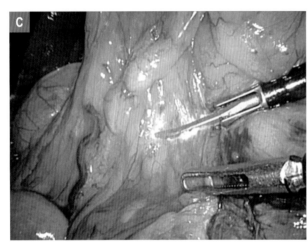

图1-2-3 问题4

问题5 使用超声刀时,什么情况下会造成断端封闭不良?

问题6 叙述血管封闭系统可靠、稳妥的使用方法。

(三)操作上需要注意的事项(解答)

解答1 分离操作时组织的微调整

●充分发挥腹腔镜下手术的视野放大效果,可进行精细的分离操作。进行左手操作时,切记以下3点。

1. 形成操作局部的术野(夹持部位和牵拉)

用左手钳子保护性夹持和牵拉分离的组织,形成术野。夹持部位不要离预定分离的血管太远。原则上,显示器上左右钳子相对称的位置比较理想。

2. 拉伸组织

与右手钳子协调,左手钳子适度地伸展组织。注意牵拉方向和牵拉力度。

3. 分离面的方向

分离面的方向由术者右手钳子分离的可操作性和自由度控制。

解答2　避免分离出血的基础

● 分离操作前的准备阶段是用左手钳子适度地拉伸包含血管的组织形成术野。

● 分离是分裂纤维之间的操作。

● 一般来说，在与血管走行呈直角方向进行分离操作时较少损伤血管的小分支。因此，应在血管走行的垂直方向进行分离操作。分离的幅度从稍稍张开的程度开始。

● 在血管细、血管分支少的情况下，可以使用超声刀工作刀头进行分离操作。

➡ 【选择B】

解答3　超声刀凝固、切割的原理

● 工作刀头机械振动产生的能量转化成热能，进行凝固、切割组织。因此，重要的是使工作刀头与组织有效地闭合。

解答4　用超声刀进行良好的断端封闭

● 重要的是如何使工作刀头与组织进行紧密的闭合。紧密闭合的方法包括：❶**夹住**；❷**扭转**；❸**轻微牵拉**。不过，❸**的情况仅在防止空洞化效应时应用**。

● 需要注意，工作刀头的振动不要损伤其他脏器，即注意组织垫片的朝向。

● 如果振动能量时间短，不会引起热损伤（也考虑到能量作用时间）。**图1-2-3A**不知道夹持的是什么组织，**图1-2-3B**在工作刀头和组织垫片裂开的方向上有力的作用，由于以上原因不推荐长时间作用于组织。

➡ 【选择C】

解答5　超声刀封闭组织不良的情况

● 封闭切割断端组织不良的情况，考虑以下几个原因：❶伴有组织水肿和伴有出血时；❷脂肪组织多时；❸存在膜薄时。

● ❶和❷的情况，摩擦能量难以变成热能，❸的原因是可以变性的纤维少。

解答6　血管封闭系统可靠的使用方法

● 血管封闭系统由计算机控制的双极（2枚刀片之间通电）和内藏的切割刀片组成。

● 原理上：❶**把夹子等金属夹在中间**；❷**在积血中使用**；❸**夹持神经纤维等封闭**。如不能很好地封闭，还可能造成大量出血和其他脏器损伤，需要注意。

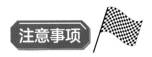

注意事项

（四）利用能量设备封闭组织（图1-2-4）

- 手术上，高超的术者是"分离达人""封闭达人""操作部位微调整的达人"。
- 留意灵活运用能量设备的原理来践行操作方法。
- 用超声刀进行组织的封闭和切断。

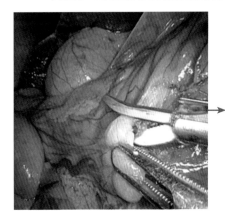 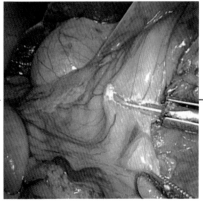 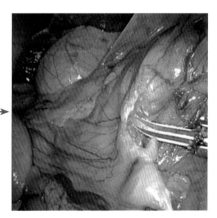

图1-2-4　利用能量设备封闭组织

法　则　!

1. 关于微调整术野的法则

法则1　术者非优势侧（左手）钳子进行术野局部微调整

（1）伸展的面（夹持位置）。

（2）面的方向性（牵拉方向）。

（3）静止（牵拉力）。

法则2　左手和右手的协调操作

（1）分离、切断操作，左手→静止→右手。

（2）缝合操作是左右手交互操作。

（3）"静止"的重要性。

2. 关于分离操作的法则

法则1 需要进行分离操作的情况

（1）生理性融合层。

（2）粘连部位。

（3）显露血管和清扫淋巴结。

法则2 开始分离的部位

（1）无（少）血管区。

（2）组织疏松的部位。

（3）凹陷的部位。

法则3 使用钳子分离

（1）开脚操作。

（2）闭合上下移动。

（3）插入操作。

法则4 分离操作的要点

（1）伸展分离面（张力）。

（2）分离面的方向（与钳子成直角）。

（3）沿分开纤维组织的方向操作钳子。

3. 关于封闭组织的法则

法则1 超声刀设备的基础

（1）刀头振动。

（2）刀头夹闭。

（3）刀头振幅。

法则2 使用超声刀的要领（刀头密合）

（1）夹闭。

（2）扭转。

（3）牵拉。

法则3　影响超声刀刀头幅度的因素

（1）组织的厚度。

（2）组织的硬度（结缔组织的量）。

（3）有无液体成分（出血等）。

法则4　血管封闭系统

（1）双极电极面通电。

（2）形成均匀厚度的组织和刀头紧密闭合。

（3）切断预定血管和切割线。

感　悟 ！

"手术达人是封闭组织的高手。"

著名的Zollinger手术学记载，手术中重要的是：①无菌操作；②控制出血；③保护组织。腹腔镜手术的特征之一就是出血量少。为了使腹腔镜手术出血量少，重要的是要注意：①解剖学上没有血管的部位；②应用封闭器械进行有效的封闭；③手术操作应注意封闭器械的薄弱点（组织水肿、术野出血、薄膜）。

（译者：韩方海，高涵）

第三节 如何选择留置套管穿刺器的部位

目标 掌握腹腔镜下远端胃切除术套管穿刺器的留置方法

准备

（一）插入套管穿刺器前（图1-3-1）

- 腹部消毒结束。
- 已经进行脐部清洗。
- 剑突、肋弓下缘作为标记。
- 首先，在脐部下方用开放法置入Hasson型套管穿刺器，注入二氧化碳（建立气腹）。

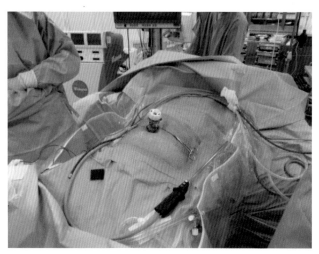

图1-3-1 套管穿刺器置入

进行时

（二）练习题

问题1 行腹腔镜下远端胃切除术时，恰当的二氧化碳气腹压力是多少？

A. 5 mmHg　B. 5 cmH$_2$O　C. 10 mmHg　D. 10 cmH$_2$O　E. 15 mmHg　F. 15 cmH$_2$O

问题2 腹腔镜手术后，有的患者主诉右肩部疼痛，叙述其原因、预防方法及治疗方法。

问题3 在腹腔镜下手术中，决定留置套管穿刺器的部位时应考虑哪些因素？

问题4 以下哪项是腹腔镜下远端胃切除术套管穿刺器的恰当位置（图1-3-2）？

问题5 问题4中，在进行胃幽门下部位操作时，应使用哪个套管穿刺器？进行胃胰皱襞操作时，应使用哪个套管穿刺器？

问题6 图1-3-3所示为肥胖患者的气腹情况，从套管穿刺器的角度简单说明肥胖患者腹腔镜下手术难度大的原因。

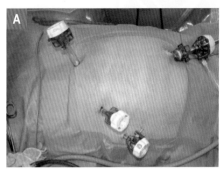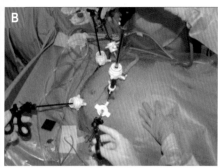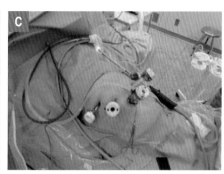

图1-3-2 问题4

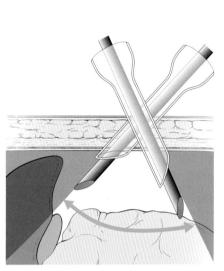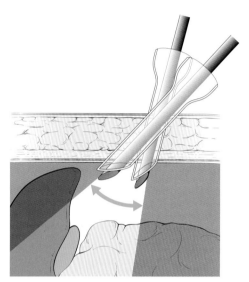

A：正常人气腹情况下，套管穿刺器的断面图　　　B：肥胖患者气腹，套管穿刺器的断面图

图1-3-3 问题6

（三）这样操作可以完美地留置套管穿刺器（解答）

解答1 行腹腔镜下远端胃切除术时的二氧化碳气腹压力

●最适气腹内压力为8～10 mmHg。

➡ 【选择C】

解答2 建立气腹过快导致右肩部疼痛

●气腹的并发症有右侧肩部疼痛，由刺激膈神经引起（急剧伸展）。

●为了防止这种情况，不要过度提高气腹压力，尤其不要急剧提高腹内压力，应阶段性地达到目标气腹压力。

●治疗方法是使用消炎镇痛药物对症处理（预防是最重要的）。

解答3 决定留置套管穿刺器部位的主要原则

●腹腔镜下手术钳子的操作基本是以套管穿刺器为支点的"杠杆运动"（**图1-3-4上**）。

●决定留置穿刺器的位置时，要使穿刺器的位置（支点）在钳子的前端和Hasson穿刺器部位的中间部分（**图1-3-4上**）。

- 为了使插入的套管穿刺器有良好的可动性，重要的是套管穿刺器要与腹壁成垂直的角度插入（**图1-3-4下**）。

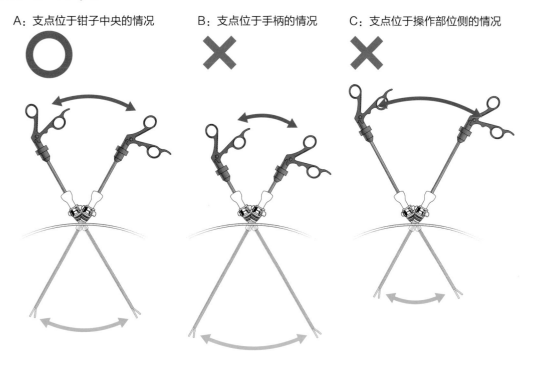

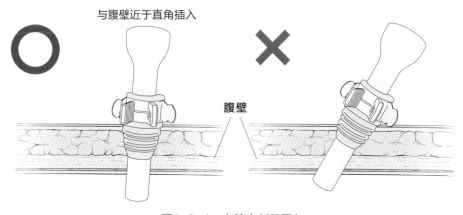

图1-3-4 套管穿刺器置入

解答4 腹腔镜下远端胃切除时穿刺器的位置

- 穿刺器的基本位置是：❶以操作部位作为顶点的等腰三角形底边的2个顶点；❷钳子中间（杠杆支点）的位置；❸镜头的位置原则上在两把操作钳子的中间。

- 腹腔镜下胃切除术中，通常呈倒梯形留置套管穿刺器。

➡ 【选择C】

解答5 根据操作部位选择套管穿刺器

- 进行胃幽门下操作时，如**图1-3-5左**所示，术者位于患者的左侧容易操作（术者使用患者左侧的2个套管穿刺器）。

●进行胃胰皱襞操作时，如**图1-3-5右**所示，术者位于患者两腿之间容易操作（术者使用中间的2个套管穿刺器）。

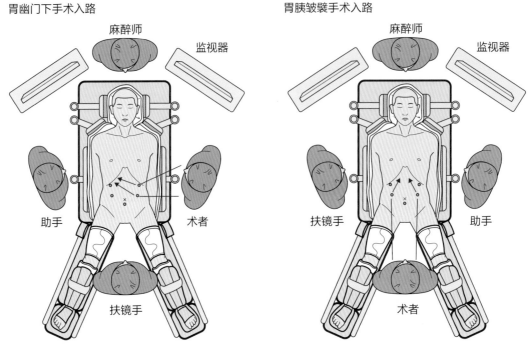

图1-3-5　手术体位

解答6　肥胖患者的气腹和套管穿刺器的操作性

●肥胖患者的特征是腹壁厚，腹腔内手术野狭小，组织脆弱（容易出血）。

●使用通常的气腹压力（8～10 mmHg）有时难以获得充分的术野，需要充分地松弛腹肌和变换体位来应对。

●套管穿刺器垂直于腹壁插入、留置。

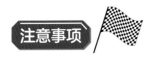

（四）完成套管穿刺器置入（图1-3-6）

●完成腹腔镜下远端胃切除术的套管穿刺器置入。

●根据夹子等常用的手术器械的粗细决定套管穿刺器的粗细。

●最后，头侧体位抬高，开始手术操作。

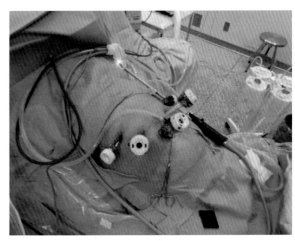

图1-3-6　套管穿刺器置入

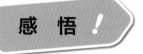

法则！

法则1　建立安全气腹的方法

（1）开放法插入Hasson型套管穿刺器。

（2）由低速到高速送入CO_2。

（3）充分地松弛腹肌和排空肠管内气体。

法则2　难度较高的肥胖患者腹腔镜下手术

（1）腹腔内操作空间狭小。

（2）套管穿刺器的可动范围小。

（3）脂肪组织富含微小血管。

法则3　决定套管穿刺器位置的基本原则

（1）以操作部位作为顶点的等腰三角形底边的两个顶点。

（2）从操作部位到套管穿刺器的距离为钳子长度的1/2。

（3）镜头的位置在两把钳子中间。

感悟！

"套管穿刺器的位置是影响手术难易程度的因素之一。"

用长的钳子进行腹腔镜下手术操作有以下特征：

（1）腹腔镜下手术钳的运动是钟摆运动（可动范围很重要）。

（2）摆动运动的支点是穿刺器。

（3）对于手术钳的操作，重点是支点（套管穿刺器）和作用点（操作部位）的距离，也希望注意到套管穿刺器的放置部位。

（译者：高涵，韩方海）

第四节　实施麻醉的患者体位及对患者的处理

> 目标　掌握腹腔镜下远端胃切除术的患者麻醉后处理

准备

（一）麻醉后

- 患者刚刚麻醉后的状态（图1-4-1）。
- 还没有确定腹腔镜下远端胃切除术的体位。
- 实施硬膜外麻醉镇痛。

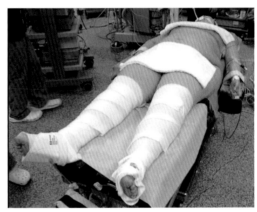

图1-4-1　麻醉后的患者

进行时

（二）练习题

问题1　以下哪些操作是腹腔镜下远端胃切除术开始麻醉前不恰当的处理。

A. 插入胃管　B. 给予抗生素　C. 备皮　D. 确保动脉通畅

问题2　在腹腔镜下远端胃切除术中，为了确保良好的术野，患者应采取何种体位？应考虑哪些因素？

问题3　什么是腹腔镜下远端胃切除术正确的体位（图1-4-2）？

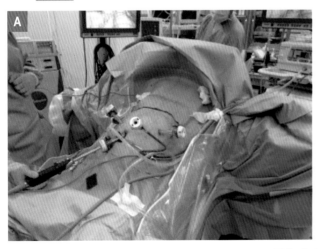
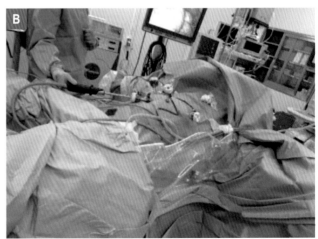

图1-4-2　问题3

问题4 腹腔镜下手术中，以下血管中血流量增加的是哪个？

　　A. 上腔静脉　　B. 下腔静脉　　C. 门静脉　　D. 肾动脉

问题5 腹腔镜下手术对凝血系统有何影响？

问题6 腹腔镜下远端胃切除术后，为了预防肺栓塞应采取何种措施？选择正确的图片（图1-4-3）。

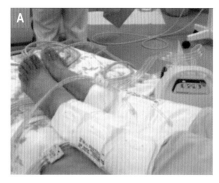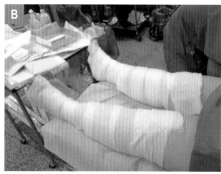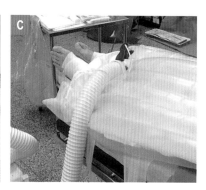

图1-4-3　问题6

（三）这样处理可以轻松地开始手术（解答）

解答1　腹腔镜下远端胃切除术时导入麻醉前应该进行的处理

● 一般情况下，进行麻醉（气管内插管）后插入胃管，有时由于面罩换气会导致肠管内气体增加，难以确保术野的显露。因此，在腹腔镜下胃切除术中，通常在进行麻醉前插好胃管。

● 大致在开刀前30 min给予抗生素，或在即将进行麻醉时给予抗生素。

● 原则上在开始手术前备毛。

● 一般情况下，进行麻醉后应确保动脉通路畅通，最大限度减少患者痛苦。

➡ 【选择D】

解答2　腹腔镜下远端胃切除术决定患者的体位时应考虑的因素

● 腹腔镜下胃切除术患者的体位，原则上为头侧抬高位。因此，要绝对避免患者从手术台上滑落。

● 固定好体位后，进行旋转。

● 术中变换体位不要影响气腹装置的线和能量设备的线等。

解答3　腹腔镜下远端胃切除术患者的体位

● 腹腔镜下胃切除术患者的基本体位是两手伸出、开脚仰卧、头侧抬高的体位。

➡ 【选择A】

解答4　腹腔镜下手术气腹对循环系统的影响

● 许多研究报道了气腹对循环系统动态的影响，如表1-4-1所示。

● 由于气腹导致腹内压升高，下腔静脉、肾动脉、门静脉血流量减少。另外，上腔静脉血流量增加。

● 既往史有心血管疾病的患者，有必要与麻醉师联合处理。

➡ 【选择A】

表1-4-1　气腹对循环系统的影响

心排血量降低

血压上升（动脉压上升）

体循环血管阻力增加

肺循环血管阻力增加

心律不齐

上腔静脉压增加

解答5 腹腔镜下手术时气腹对凝血系统的影响

● 气腹解除后，由于凝血酶产生指标增加和凝固溶解曲线不均衡，因此因气腹引起的静脉淤血可导致深部静脉血栓和肺栓塞。

解答6 预防肺栓塞的方法

● 根据肺栓塞/深部静脉血栓栓塞预防指南，术前应对静脉血栓栓塞的危险因素进行分级。如表1-4-2所示，危险因素分为4个阶段。腹腔镜下远端胃切除术是大手术。

● 静脉血栓栓塞的预防方法，对于低危险因素的患者为早期下床和活动，对于中度危险因素的患者为使用弹力长筒袜和间歇性充气加压（图1-4-4）。

● 对于高危险因素的患者用间歇性充气加压和抗凝治疗。

● 另外，对极高危险因素的患者，使用：①用量调整的未分级肝素（单独）；②用量调整的华法林（单独）。

● 问题中的A是进行间歇性充气加压装置，B是下肢保护带，C是进行下肢保温装置。预防肺栓塞使用A。

➡ 【选择A】

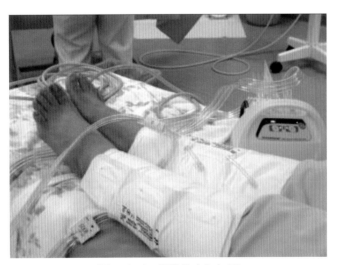

图1-4-4　间歇性充气加压

表1-4-2　患者静脉血栓栓塞的危险因素

因素水平	普通外科、泌尿外科、妇产科手术
低危险因素	未满60岁的非大手术
	未满40岁的大手术
中危险因素	60岁以上，或有危险因素的非大手术
	40岁以上，或有危险因素的大手术
高危险因素	40岁以上癌症大手术
极高危险因素	有静脉血栓栓塞的既往病史或者有血栓性危险因素的大手术

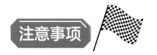注意事项

（四）完成：体位准备（图1-4-5）

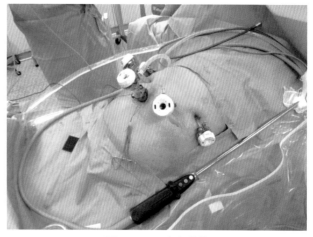

图1-4-5 患者体位

【术野要点】

● 为了确保上腹部的术野空间，采用头侧抬高位（利用重力，使小肠和横结肠系膜向尾侧移动）。

● 进行胃胰皱襞和肝固有动脉周围的处理时，术者在患者两腿之间容易操作，因此取开脚体位。

法 则 ！

法则 腹腔镜下手术的特征

（1）长镜头和放大的2D视野。

（2）长钳子操作（钟摆运动）。

（3）手术没有触觉（需要调整力度）。

感 悟 ！

"完善的准备，良好的开端可引导手术的成功！"

顺畅地开始手术是手术成功的第一步！

（1）进行麻醉前插入胃管。

（2）进行麻醉前给予抗生素。

（3）安装预防肺栓塞的设备。

（4）体位、监视器的设置等。

开始手术前也是对团队实力的考验！

（译者：高涵，韩方海）

第二章

助手形成术野的练习
（术野形成方法）

白石宪男

第一节　手术操作练习前需要注意的事项

如果被问到怎样的操作才是"手术"，您将如何回答？当然，手术是物理性地从人体祛除病患，能够改变人体组织部分功能的一种操作。这个操作由"分离""切断""止血""结扎（封闭）""缝合"等动作组成。换言之，手术是通过把"力"和"能量"作用于人体组织来进行的，其中隐含着帮助我们成为手术高手的启示。

（一）手术操作是把"力"和"能量"作用于人体的作业

助手展开术野，术者进行分离操作和切断操作，这些都是通过把"力"作用于组织来完成的。因此，腹腔镜下胃切除术重要的是：❶**用哪种钳子夹持什么部位**；❷**牵拉方向**；❸**用多大的力度进行牵拉**。也就是说，需要意识到手术中"力的矢量"。

另外，在腹腔镜下胃切除术中，切断操作和封闭操作多半用能量设备进行，要使能量有效地发挥作用，重要的是考虑好：❶**能量的种类**；❷**能量的作用方向**（像电铲那样推还是像超声刀一样夹持）；❸**作用时间**。

（二）微创与"力"和"能量"等

手术过程是把"力"和"能量"作用于人体的操作，手术中要求最合适的"力"和"能量"。若"力"或"能量"过小，可能不能达到目的。但是，过大的"力"和"能量"可能会产生脏器损伤等并发症。微创手术无非是给予最合适的"力"和"能量"，去进行手术操作。因此，要求术者了解手术器械的特性，按照这些器械的特性进行手术操作。

（三）人体（消化道）的特殊性

腹腔镜下胃切除术的目标脏器主要是胃、食管和小肠。大部分消化道具有以下功能和特性：❶**脏器有系膜**；❷**肠腔内压上升导致消化道管壁血运不良**；❸**具有自主蠕动能力**；❹**存在消化道免疫功能**；❺**分泌消化液和吸收营养等**。切除消化道发生的病变、进行消化道重建时，手术团队需要时刻留意消化道的组织学特性、生理学特性、病理学特征，准确进行手术操作。手术团队的专注程度对患者术后的生存质量有很大影响。

法　则 !

法则1　手术操作的着眼点

（1）"力"和"能量"对人体的影响。

（2）微创、"力"及"能量"等。

（3）人体（消化道）的特殊性。

法则2　"力"对人体的影响：矢量

（1）夹持位置（作用点）。

（2）牵拉方向（矢量方向）。

（3）力的力度（矢量大小）。

法则3　"能量"对人体的影响

（1）能量的种类。

（2）能量的作用方式。

（3）能量的作用时间。

（译者：韩方海，周声宁，钟广宇）

第二节 培训手术操作前需了解的腹腔镜下手术操作特征

腹腔镜下手术是在二氧化碳气腹下用钳子操作进行。因此，腹腔镜下手术的特征为：❶长镜头和放大的2D手术视野；❷长手术钳操作；❸没有触觉。要求助手和术者在手术操作中灵活运用这些特征。要理解本书中的手术操作，在本节中应介绍助手和术者的操作特征。

（一）长镜头和放大的2D术野

从脐下插入Hasson套管穿刺器镜头确保腹腔镜下胃切除术的术野。腹腔镜有直视型、斜视型和弯曲型，最常使用的是斜视型腹腔镜。本书展示的照片和插图均是用斜视型腹腔镜捕获的。为了确保手术视野，要求扶镜助手可以：❶形成远近视野；❷形成上下方向视野；❸形成左右方向视野。另外，长镜头的可动范围有限，因此在形成术野上，重要的是助手的操作和术者的左手操作。即需要移动目标组织，熟练掌握好：❶摆旗操作；❷抽屉操作；❸旋转脏器操作。

法则1 腹腔镜下手术的特征

（1）长镜头和放大的2D手术视野。

（2）长钳子操作（钟摆运动）。

（3）手术没有触觉（需要调整力度）。

法则2 操作镜的要点

（1）形成远近视野。

（2）形成上下视野。

（3）形成左右视野。

法则3 看观察不到的部位

（1）摆旗操作。

（2）抽屉操作。

（3）旋转脏器操作。

（二）手术钳操作

腹腔镜下手术与开腹手术最大的不同点是使用长手术钳，并且手术没有触觉。因此，需要掌握：❶选择使用恰当的手术钳；❷钟摆运动；❸使用适当的力度。手术操作是使物理性的力和能量施加于组织，导致组织变形和变性。所以，手术钳等手术器械的恰当选择非常重要。此外，在腹腔镜下手术，手术钳等手术器械的可移动范围受到限制。也就是说，以穿刺器为支点的钟摆运动是主体操作。在夹持组织后的牵拉和融合面的分离操作等，需要意识到是钟摆运动（圆形轨道运动）。

法则 腹腔镜下手术的手术钳操作

（1）使用手术钳的种类。

（2）钟摆运动。

（3）具体力度。

（三）没有触觉的手术（需要加减力度）

术者通过手术钳进行手术操作，难以充分地认知力度的情况。因此，用恰好的力度作用于组织，往往非常困难。

手术是力和能量作用于组织，进行分离和切断的操作。要践行"爱护组织"，应该"避免不必要的力度和能量"。因此，腹腔镜下手术要求：❶鉴别组织的脆弱性；❷从微弱力度开始，由弱到强阶段性增加力度；❸通过反复操作，掌握力的增减。

> **法则 腹腔镜下手术力度增减**
>
> （1）鉴别组织的特性。
> （2）从弱的力度逐渐阶段性增加力度。
> （3）根据经验掌握学习曲线（learning curve）。

（四）本书的手术操作：利用套管穿刺器（为了更好地理解本书）

腹腔镜下胃切除术，重要的是镜头和钳子的方向。此外，希望手术中少移动术者和助手的位置。

本书的手术操作，以下设置使用的套管穿刺器，以及术者、扶镜助手、操作助手的位置。

【腹腔镜下手术的操作顺序】

1. 大网膜、胃结肠韧带左侧的操作：胃网膜左动静脉（图2-2-1）

术者：站立位置在患者两腿之间，使用内侧2个套管穿刺器。

扶镜助手：站立位置在患者的右侧，镜子由脐下的Hasson穿刺器插入。

第1助手（操作助手）：站立位置是在患者的左侧，操作钳子是患者左侧头侧的套管穿刺器。

第2助手（上抬肝脏助手）：站立位置在患者的右侧，手术钳是患者右侧头侧的套管穿刺器。

2. 大网膜、胃结肠韧带右侧、胃幽门下的操作：胃网膜右动静脉，幽门下动静脉（图2-2-2）

术者：站立位置在患者的左侧，使用患者左侧的2个套管穿刺器。

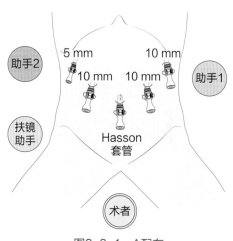

图2-2-1 A配布

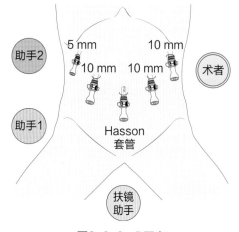

图2-2-2 B配布

扶镜助手：站立位置在患者两腿之间。镜子的插入位置是脐下的Hasson穿刺器。

第1助手（操作助手）：站立位置是在患者的右侧，操作钳子是患者右侧尾侧的套管穿刺器。

第2助手（上抬肝脏助手）：站立位置是在患者的右侧，手术钳是患者右侧头侧的套管穿刺器。

3. 胃右动静脉，离断十二指肠，胃左动静脉，清扫胰腺上缘的淋巴结：清扫No.1、No.3淋巴结（返回到图2-2-1的配布）

术者：站立位置在患者两腿之间。使用内侧2个套管穿刺器［个人习惯不同，也可选择患者的右侧（如图2-2-3）或左侧（如图2-2-2）作为手术入路。关于这点本书也会提及］。

扶镜助手：站立位置在患者的右侧，插入镜头位置是脐下的Hasson穿刺器。

第1助手（操作助手）：站立位置在患者的左侧。操作钳子是患者左侧头侧的套管穿刺器。

第2助手（上抬肝脏助手）：站立位置是患者的右侧。手术钳是患者右侧头侧的套管穿刺器。

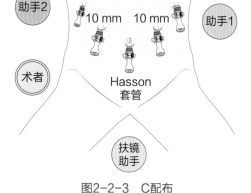

图2-2-3 C配布

4. 腹部小切口的手术：胃的切断，重建

（译者：韩方海，周声宁，钟广宇）

第三节　助手形成良好术野的方法

影响腹腔镜下外科手术难易度的因素之一是术野形成。由❶助手的钳子形成良好的术野后，再由❷术者左手钳子的微调整，来完善术野的形成。本节介绍关于助手形成术野和术者对术野进行微调整的基本操作。

（一）形成术野的基础

- 形成术野的第一步是游离胃。胃切除术时经常见到胃壁后面与胰腺被膜以及结肠系膜粘连。首先应进行粘连分离，解除胃的活动限制。另外，有时由于鼻胃管会导致胃的移动范围受到限制，此时可以稍稍拔出胃管。
- 重力在术野形成中的意义也很大，尤其是向腹侧（前腹壁方向）抬起。
- 形成术野的基本型有膜状结构的水平位或者垂直位，索状结构的垂直位。

> **法则　助手形成术野**
> （1）分离粘连，解除胃的活动限制。
> （2）利用重力。
> （3）基本型为膜状结构和索状结构。

（二）夹持钳子的使用方法

- 理想的夹持部位是即使牵拉也难以产生组织损伤的地方，即**胃壁**、**含有动脉的索状物**、**腹膜**。通过"夹持切断的动脉"可以避免"撕裂"，即损伤组织。
- 形成术野是为术者进行分离操作和切断操作做准备，因此要考虑术者所要进行的**夹持组织的部位**、**组织的拉伸**、**组织面的方向**等操作。
- 基本的牵拉方向：❶**远离后腹膜方向（上抬）**；❷**远离脏器的方向**；❸**分离的方向**。以这些方向为基本，术者通过**里外、左右、上下牵拉**来微调整。重要

> **法则　夹持钳子的要点**
> （1）夹持部位（胃壁、血管、腹膜）。
> （2）牵拉方向。
> （3）牵拉力。

> **法则　形成术野的牵拉方向**
> （1）远离后腹膜的方向（上抬）。
> （2）远离脏器的方向。
> （3）分离的方向。

的是使术野"静止"。

- 适度的牵拉力度不仅可以降低操作难度，还可以避免组织损伤。恰好的牵拉力不仅受组织性状、重力和术者力度等影响，还要求操作者根据经验来掌握，另外，也受所用钳子的种类影响。助手练习牵拉力的过程中，重要的是：❶使用同一种钳子；❷决定夹持部位；❸固定牵拉方向。

（三）膜状结构的术野形成

行胃切除术时需要作为膜状结构处理的有胃结肠韧带、粘连（胃后壁和胰腺被膜、胃结肠韧带）、胰头前面生理性融合层、小网膜、包裹索状物（血管）的膜、后腹膜（清扫胰腺上缘淋巴结）。

膜状结构的处理有：❶切断膜状结构（如大网膜、小网膜从一侧开始切断）；❷对包裹血管和淋巴结等的膜状结构，进行开孔以便切开；❸分离面和面的融合。总之，为处理膜状结构形成的术野一定要考虑：❶面的伸展；❷调整分离面和切断面的方向；❸面的端和中央、表面和里面。

> **法则　膜状结构的术野形成**
> （1）形成伸展的膜（水平、垂直）。
> （2）给予膜适当的张力。
> （3）注意膜的面的方向（端和里面）。

- 面的伸展：助手的钳子和术者的左手钳子协调操作和利用重力等进行。
- 确定面的方向：重要的是进行面的分离操作时术者的右手钳子上形成垂直面，进行面的切断操作时术者右手的手术器械上形成平行的面。
- 从面的一端进行切断，从面的中央开始进行分离，需要注意的是，利用可以识别的端和中央、表面和里面来形成术野。

（四）索状结构的术野形成

胃切除术需要处理的索状结构主要是相关的血管。在处理左右侧的胃网膜左、右动静脉和胃左动静脉根部时，应进行索状结构术野形成的操作。另外，处理胃右动静脉时，也应进行索状结构的处理。

> **法则　索状结构的术野形成**
> （1）确认索状结构的表里（左右）。
> （2）夹持索状结构本身。
> （3）垂直夹持索状结构。

- 索状结构的内容物是动静脉，而索状结构多半由腹膜包绕着，所以，处理索状结构应从膜上开孔开始。
- 索状结构的基本术野形成方法为夹持作

为内容物的动脉并将其上抬。

● 原本是索状结构，却难以辨认，多半由于某种原因（粘连）导致索状结构缩短。这时展开术野可以观察索状结构的表里（左右）。

● 在展开索状结构的术野时，夹持操作应注意：❶**夹持钳子的种类**；❷**夹持位置**；❸**夹持组织的幅度（量）**。

法则　索状结构术野形成的夹持方法

（1）夹持钳子的种类。
（2）夹持位置。
（3）夹持组织的幅度（量）。

● 作为索状结构内容物的血管（动脉）是腹主动脉的分支，夹持这些分支上抬，可以避免"组织撕裂"等损伤。这时最好使用具有适度夹持力度的钳子。一般认为平坦形状的钳子对血管损伤较小，原则上"可以夹持预定切断的血管（动脉）"。

● 夹持索状结构最重要的是助手钳子的夹持位置，需要稍稍远离术者左手钳子夹持的预定位置。如果过于靠近，术者的左手钳子不能完成"摆旗操作"。与切断膜状结构不同，处理索状结构时应留意保持"稍远一点距离"。

● 有时索状结构中可能含有2条以上的血管。清扫No.6淋巴结展开术野时，索状结构中含有胃网膜右动脉和幽门下动脉2条动脉。由于需要同时夹持2条血管，很难进行"摆旗操作"来确保术野，进一步分离血管也变得困难。因此，在索状结构的夹持上，考虑夹持组织的幅度（量）也非常重要。

（译者：韩方海，周声宁，钟广宇）

第四节　基本手术操作1
"良好的术野"必要的镜头操作要点

目标 掌握良好的扶镜操作和描绘术野的基本技巧

A配布（参照p29）
（操纵助手位于患者左侧）

准备

（一）形成术野前（图2-4-1）

● 使用斜面镜。

● 切开小网膜后，助手拉伸胃胰皱襞。

● 正面的照片。

● "从右侧开始""从左侧开始"观察胃胰皱襞。

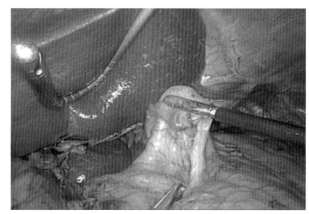

图2-4-1　拉伸胃胰皱襞

进行时

（二）练习题（用斜面镜确保视野的操作）

问题1 腹腔镜下胃切除术取水平位时，以下面哪个脏器为基准？

A.肝脏的尾状叶　B.胃　C.胰腺　D.横结肠

问题2 术者将要处理胃网膜左动静脉（图2-4-2），要求扶镜手进行怎样的手术操作？

A.顺序操作

B.从上观察的操作

C.从左观察的操作

问题3 如图2-4-3所示，若想要确认分离粘连的里面，应如何操作？

A.摆旗操作

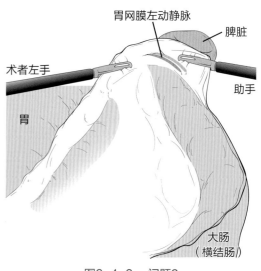

图2-4-2　问题2

胃网膜左动静脉

脾脏

术者左手

助手

胃

大肠
（横结肠）

B. 抽屉操作

C. 压缩操作

问题4 哪个是摆旗操作的正确要领?

A. 大幅度夹持

B. 不牵拉

C. 沿弧形轨迹摆动

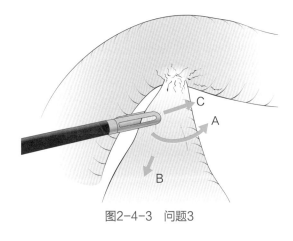

图2-4-3 问题3

（三）这样操作可以形成良好的术野（解答）

解答1 镜子水平位置的基准

扶镜手的作用是提供术者要求的术野。术者要求的术野基本是：❶左右钳子的位置原则上是10点和14点方向（水平位）；❷进行的手术操作位于监视器的正中；❸进镜和退镜的速度适当，尤其是保持水平位置是最基本的。这个方法的关键在于调节到使胰腺（体部）前面呈水平位置。

➡【选择C】

解答2 扶镜操作的基本技巧（斜面镜）

扶镜操作的基本技巧为：❶调节远近视野；❷从上下方向观察；❸从左右侧观察。分离和处理血管等操作要求充分运用放大效果。另外，切断操作重要的是判断切断线，需要从稍远位置进行观察。主要问题是处理血管时需要放大效果。

➡【选择A】

解答3 通过术者和助手的操作，可以看到观察不到的部位

扶镜助手的操作可以展现良好的术野。另外，术者和助手进行操作可以看到观察不到的部位，即**摆旗操作、抽屉操作、旋转脏器（胰腺）操作**等。图2-4-3展示的是进行分离粘连的操作，要确认分离面的里面，需要摆旗操作。另外，**图2-4-4**展示了清扫No.11p淋巴结时翻转胰腺体部的操作。

➡【选择A】

解答4 摆旗操作的要点（图2-4-5）

摆旗操作的关键：❶**小的夹持幅度**；❷**适度的拉伸力度**；❸**沿弧形轨迹进行摆旗操作**。对初学者而言，小的夹持幅度的操作是非常困难的。因此选择钳子时，要把"稍稍夹持一点"作为口令来理解。

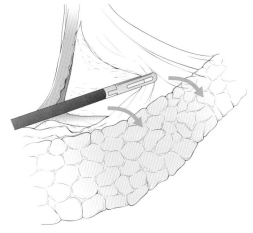

图2-4-4 翻转胰腺

➡【选择C】

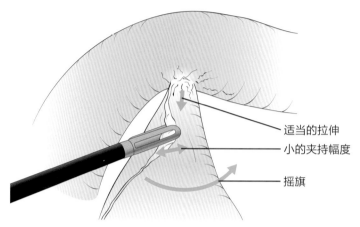

适当的拉伸

小的夹持幅度

摇旗

图2-4-5 摆旗操作的要点

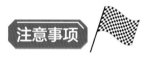
注意事项

（四）完成：术野形成（图2-4-6）

【术野要点】

● 从左右观察胃胰皱襞。

● 清扫No.11p淋巴结需要从左侧观察（**图2-4-6A**）。

● 切开右侧膈肌脚上的腹膜时，需要从右侧观察（**图2-4-6B**）。

● 掌握"从右侧""从左侧"的镜头操作。

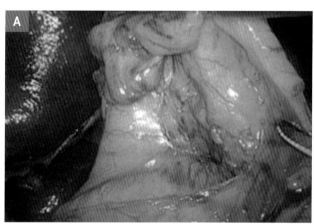

从左侧观察

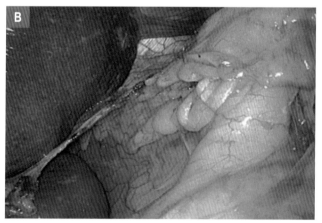

从右侧观察

图2-4-6 观察胃胰皱襞

法　则！

法则1　镜子操作的要点

（1）形成远近术野。

（2）形成上下术野。

（3）形成左右术野。

法则2　看观察不到的部位

（1）摆旗操作。

（2）抽屉操作。

（3）翻转脏器操作。

法则3　摆旗操作的要点

（1）夹持幅度小。

（2）拉伸力度适度。

（3）沿弧形轨迹摆动。

感　悟！

"完美的手术，从良好的术野中产生。"

（1）无血的干净术野：良好的止血。

（2）操作镜子获得良好的术野。

（3）通过放大效果，可描绘出纤维走行，以及脉管、神经的走向。

这些是形成"亮丽的术野"的关键！

（译者：韩方海，杨斌，周声宁）

第五节　基本手术操作2
助手预防损伤组织的方法

目标　掌握夹持和牵拉组织的方法

A配布（参照p29）
（操作助手位于患者左侧）

准备

（一）形成术野前（图2-5-1）

- 将要清扫胰腺上缘的淋巴结。
- 透过覆盖的薄膜可见淋巴结（No.8a）。
- 助手需要思考为了形成术野，应夹持什么部位、向何方向、用多大的力度进行牵拉。
- 从肿瘤学上讲，不要夹持淋巴结。

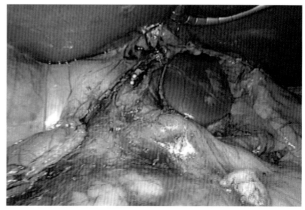

图2-5-1　清扫淋巴结前术野

进行时

（二）练习题

问题1　夹持组织和牵拉时，什么结构难以产生组织损伤？从以下选项中选择2个。

A. 腹膜

B. 切断的含有血管（动脉）的索状结构

C. 胃壁

D. 脂肪组织

问题2　形成处理胃右动脉的术野时，应夹持哪个部位以避免组织损伤（图2-5-2）？

A. 小网膜断端切开的腹膜

B. 透见的胃右动脉

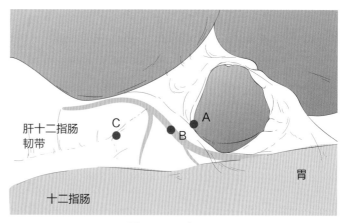

图2-5-2　问题2

C. 肝十二指肠韧带的腹膜

问题3　分离胃网膜右动静脉时，选择术者左手钳子恰当的夹持部位和牵拉方向（图2-5-3）。

【夹持部位】

A. 在分离部位附近夹持大束（夹持幽门下动脉）

B. 在分离部位附近夹持小束（不夹持幽门下动脉）

C. 夹持在稍稍远离分离的部位

【牵拉方向】

a. 上方

b. 远离十二指肠的方向

c. 靠近十二指肠的方向

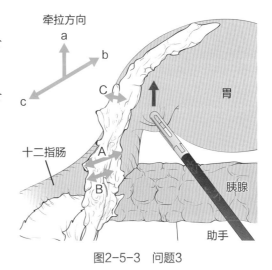

图2-5-3　问题3

问题4　叙述进行分离操作时右手钳子的力度要领以及预防组织损伤的要点。

（三）这样操作可以展现良好的术野（解答）

解答1　形成术野时，不出现组织损伤的夹持部位

组织损伤是由于夹持和牵拉时过度用力和组织脆弱引起。避免组织损伤的第一步是夹持具有较强耐受夹持力和牵拉力的组织，即重要的是留意夹持胃壁和内含切断动脉的索状结构。腹膜的脆弱性因个体差异和部位而不同。

➡【选择B、C】

解答2　防止因形成术野而出现损伤，夹持部位和牵拉的实际操作

为了清扫淋巴结需在根部处理胃右动脉。如前所述，处理胃右动脉时为了形成没有损伤的术野，重要的是同时夹持胃右动脉和腹膜（形成半圆形穹隆）。在感知组织的伸展性、重力的同时上抬，十二指肠球部、胃小弯侧的无血管区就容易显露出来（图2-5-4）。

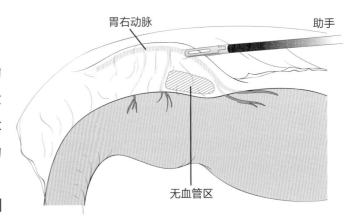

图2-5-4　无血管区示意图

➡【选择B】

解答3　夹持和牵拉含有2根以上动脉的索状结构（图2-5-5）

处理胃网膜右动脉时，助手夹持并上抬胃幽门部位大弯侧后壁。通过这个操作，可使含有胃网

膜右动脉和幽门下动脉的索状结构呈垂直位。为了分离胃网膜右动脉，术者左手的钳子在预定分离部位的上方夹持索状结构，向上方以及远离十二指肠的方向牵拉。这个操作如果仅留意夹持胃网膜右动脉，就容易进行。

➡ 【夹持部位选择B，牵拉方向选择a、b】

形成术野的牵拉方向：❶**远离后腹膜的方向**；❷**远离脏器的方向**；❸**分离的方向**。

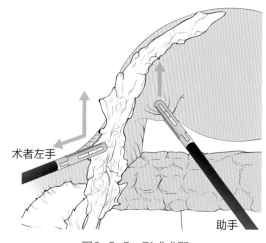

图2-5-5　形成术野

| 解答4 | 牵拉力和预防组织损伤的要点 |

经常说"右手和左手协调"。在分离操作和切断操作时，术者的操作顺序是"左手微调整术野—左手钳子静止—右手操作"。在这个操作过程中，左手钳子感知重力和组织的拉伸力，其次是右手钳子的压迫力，同时强力使术野静止。右手钳子压迫力的要领就是从最小限度开始一点一点增加力度。这才是真正的"右手和左手的协调"。

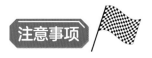

（四）完成：术野形成（图2-5-6）

【术野要点】

● 术者的左手钳子和助手钳子夹持包含胰腺上缘淋巴结的腹膜，将其上抬。

● 由于腹膜脆弱，容易引起夹持损伤和牵拉损伤。

● 进行分离操作时，术者的右手钳子发挥压迫组织的作用，容易产生组织损伤。

● 术者进行分离操作时不要对组织用力过度，助手进行牵拉时也不要损伤组织。

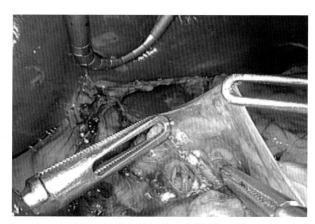

图2-5-6　清扫胰腺上缘淋巴结

法则！

法则1 助手形成术野

（1）分离粘连，解除胃的活动限制。

（2）利用重力。

（3）基本型为膜状结构和索状结构。

法则2 夹持钳子的要点

（1）夹持部位（胃壁、血管、腹膜）。

（2）牵拉方向。

（3）牵拉力（组织拉伸力、术者力度、组织脆性）。

法则3 形成术野的牵拉方向

（1）远离后腹膜的方向（上抬）。

（2）远离脏器的方向。

（3）分离的方向。

感悟！

"达人之道，从夹持和牵拉组织开始。"

手术是与组织的互相交流！因此，手术从甄别对象组织具有怎样的特性开始。

（译者：韩方海，杨斌）

第六节 胃大弯侧操作

一、术者拟切开大网膜、胃结肠韧带

> **目标** 掌握切开胃结肠韧带时所需的术野

A配布（参照p29）
（操作助手位于患者左侧）

准备

（一）形成术野前（图2-6-1）

- 患者体位为头侧抬高位（利用重力作用）。
- 二氧化碳气腹压为10 mmHg。
- 通过脐下部插入腹腔镜观察腹腔上部。
- 可以观察到肝脏和一部分胃前壁。

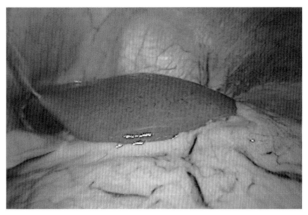

图2-6-1 腹腔上腹部术野

进行时

（二）练习题

问题1 切开大网膜、胃结肠韧带时，需形成怎样的术野？

问题2 以下A～C中，形成术野时，助手应夹持胃的哪一部分？选择适当的部位（1点夹持法）（图2-6-2）。

A. 胃的前壁中间

B. 胃前壁大弯侧

C. 胃大弯侧附近的大网膜

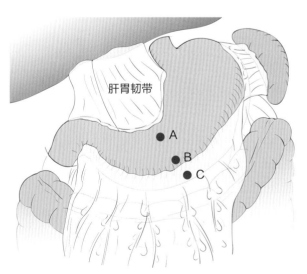

图2-6-2 问题2

问题3 可以向何方向牵拉？选择适当的牵拉方向（图2-6-3）。

A. 向头侧牵拉

B. 正上方牵拉

C. 头侧斜上牵拉

D. 尾侧斜上牵拉

问题4 形成术野时，应注意避免哪些损伤？

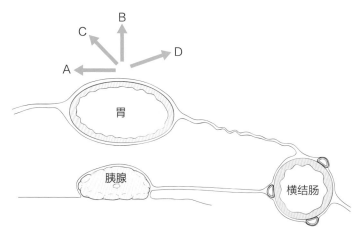

图2-6-3　问题3

（三）这样操作可以获得良好的术野（解答）

解答1　切开大网膜、胃结肠韧带时所需的术野

●形成术野的基本要求是：❶拉伸应该处理的组织；❷选择容易处理的面；❸展现面的表里和端。因此，这里要求进行3个方面的调整。

●在开始切开大网膜、胃结肠韧带时，首先，要求形成在大网膜、胃结肠韧带上开孔所需的术野。大网膜、胃结肠韧带的背侧是网膜囊，通过拉伸胃角对侧的大网膜、胃结肠韧带，形成术野，这样可安全地开放网膜囊。也就是说，通过因重力向背侧牵拉的横结肠和夹持、上抬的胃大弯，可以拉伸大网膜、胃结肠韧带。

●关于容易处理的面的选择，最好调整大网膜、胃结肠韧带面的方向，使其与从套管穿刺器插入的钳子垂直。

解答2　夹持部位（图2-6-4）

●腹腔镜下胃切除术防止组织损伤的基本夹持方法有：❶夹持胃壁；❷夹持包含切除动脉的索状结构；❸夹持腹膜。要拉伸大网膜、胃结肠韧带，最好夹持其附着部位附近的胃壁。这时应注意避免胃壁浆膜的损伤。

➡【选择B】

解答3　牵拉方向（图2-6-5）

●为了开放网膜囊，避免损伤胰腺，以及维持插入钳子和大网膜、胃结肠韧带面恰好的角度，垂直向上抬起夹持的胃壁，多数可以形成良好的平面（利用重力）。

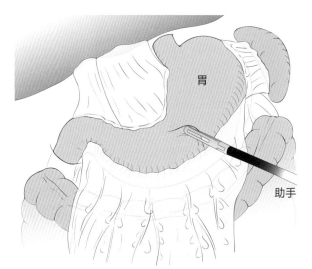

图2-6-4　术野形成示意图（夹持部位）

●面的角度，应考虑到与套管穿刺器的相对位置，向头侧、尾侧稍稍移动，进行微调整。

➡【选择B】

解答4 夹持、牵拉时的损伤

● 夹持力太大导致胃壁损伤（如果是切除的部位，只要不穿孔就无妨，但最好不要损伤浆膜）。

● 牵拉导致脏器损伤，尤其当胃后壁和胰腺表面存在粘连时，有时上抬困难。这时不要勉强牵拉，以免粘连部位产生损伤，应首先考虑分离粘连。

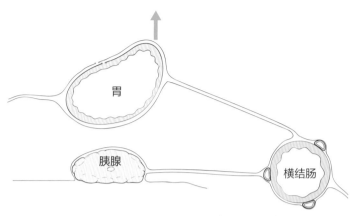

图2-6-5 术野形成示意图（牵拉方向）

（四）完成：术野形成（图2-6-6）

【术野要点】

● 拉伸大网膜、胃结肠韧带。

● 注意面的方向设定。

● 避免夹持、牵拉损伤。

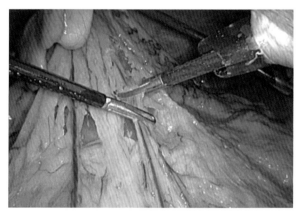

图2-6-6 术野形成

法　则 !

法则1　助手形成术野

（1）分离粘连，解除胃的活动限制。

（2）利用重力。

（3）基本型为膜状结构和索状结构。

法则2　胃的膜状结构

（1）大网膜、小网膜。

（2）胰头部前面的生理性融合层（膜和膜的融合）。

（3）淋巴结清扫（No.4sb、No.4d，No.1、No.3）。

法则3　胃的膜状结构术野形成和微调整

（1）拉伸形成膜（基本上水平、垂直）。

（2）给予膜适当的张力。

（3）注意膜面的方向性（切断与分离不同）。

感　悟 !

"内镜外科手术的成功，有赖于团队力量。"

内镜外科手术如果没有术者的自知、扶镜助手的自知、操作助手的自知，就不能发挥团队的力量。根据各自团队的技术理念，互相体谅心情和凝结技术力量就是团队的力量。

（译者：杨斌，韩方海，周声宁，钟广宇）

二、术者拟切开大网膜左侧的切开线

<table>
<tr><td>目标</td><td>掌握安全切开大网膜左侧所需的术野</td></tr>
</table>

A配布（参照p29）
（操作助手位于患者左侧）

准备

（一）形成术野前（图2-6-7）

- 开放大网膜，向左侧稍稍扩大切开范围。
- 助手钳子从腹部左侧的穿刺器插入，夹持胃大弯前壁，上抬胃壁。
- 术者要向脾脏下极，安全地延长切开范围。

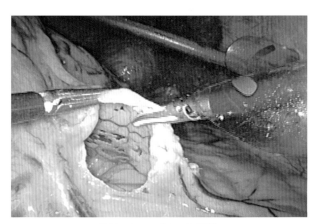

图2-6-7　切开大网膜

进行时

（二）练习题

问题1　决定大网膜左侧的切开线时，列举3个需要认知的结构。

问题2　术者形成术野，以便认知问题1列举的结构。选择助手钳子的夹持部位和牵拉方向（图2-6-8）。

【夹持部位】

A. 胃大弯侧的胃壁（前壁或者后壁）

B. 胃结肠韧带的脂肪组织

【牵拉方向】

基本上是上抬的同时，

a. 稍偏患者的右侧

b. 稍偏患者的左侧

c. 稍偏患者的头侧

d. 稍偏患者的尾侧

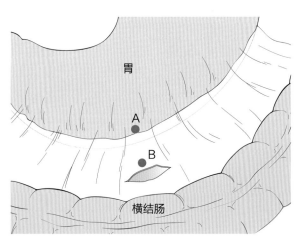

图2-6-8　问题2

问题3　术者如何使用右手钳子，才能看清大网膜左侧的切开线（图2-6-9）？

【把（用）术者右手钳子的前端】

A.插入胃脾韧带的背侧

B.夹持切开的胃结肠韧带断端

C.夹持横结肠

【牵拉方向】

a.上抬、向患者右侧

b.上抬、向患者左侧

c.上抬、向尾侧牵拉

d.上抬、向右侧牵拉

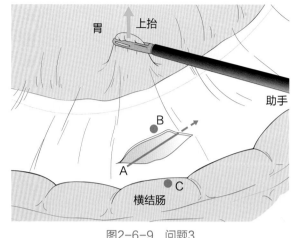

图2-6-9 问题3

问题4 明确安全的切开线后，术者用超声刀开始切开。要求展现怎样的术野？如何形成术野（2种类型）？

（三）这样操作可以获得良好的术野（解答）

解答1 切开大网膜左侧时，术者要确认的3个重要的结构

切开大网膜左侧的操作目的是进行No.4d淋巴结和No.4sb淋巴结的清扫。因此，切开线应设定在避开走行在胃大弯侧的胃网膜左动静脉。这时，在避免发生其他脏器损伤危险的同时，必须确认含有胃网膜左动静脉的索状结构。即进行确认**横结肠上缘、胃后面和胰腺表面，从网膜囊侧确认胃网膜左动静脉**的同时，决定切开线。

利用助手钳子和术者钳子形成术野，确认这些结构。另外，镜子应在网膜囊侧（背侧）可以观察到胃结肠韧带里面的位置。

解答2 大网膜左侧切开线的确认法（助手钳子的作用，图2-6-10）

如**图2-6-10**所示，将未切开的胃结肠韧带像房顶一样伸展，使之形成比较宽广的网膜囊隧道。这时，助手的钳子夹持胃大弯侧的胃壁（前壁或者后壁）上抬，稍稍向右侧牵拉。

镜子位于可以窥见隧道的位置。

➡【夹持部位选择A，牵拉方向选择a】

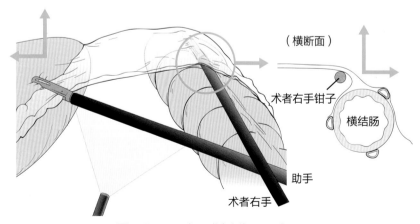

图2-6-10 大网膜左侧切开示意图

解答3　大网膜左侧切开线的确认法（术者钳子的作用，图2-6-10）

术者右手的钳子起到向左上部拉伸形成网膜囊隧道的作用。因此，钳子的前端插入胃脾韧带的背侧，缓慢地向患者的左上方抬起、牵拉。当胃结肠韧带被拉伸，呈现膜样结构时，比较容易确认：❶横结肠上缘；❷胃后壁和胰腺表面的粘连以及胰腺尾部；❸胃网膜左动静脉。

➡【使用方法选择A，牵拉方向选择b】

解答4　切开大网膜左侧时需要形成的术野（2种类型：图2-6-11A、B）

展开膜样结构的术野法则：❶拉伸形成膜；❷给予膜适当的张力；❸注意面的方向性。切开大网膜左侧时形成的术野有利用重力形成的"帐篷样的术野（图2-6-11A）"和术者钳子和助手钳子形成的"水平膜样的术野（图2-6-11B）"。选择容易进行右手操作的平面来形成术野。只要能确认切开线，就不必惊慌。

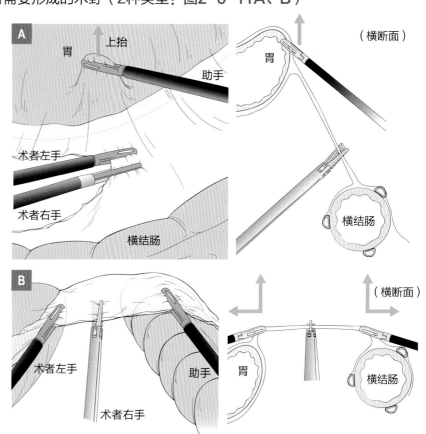

图2-6-11　切开大网膜左侧示意图

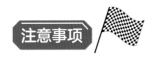

（四）完成：术野形成（图2-6-12）

【术野要点】

● 助手夹持胃壁向右侧抬起，术者的右手钳子向左侧抬起，可以形成网膜囊隧道。

● 比较容易确认：❶横结肠上缘；❷胃后壁和胰腺表面的粘连以及胰腺尾部；❸胃网膜左动静脉。

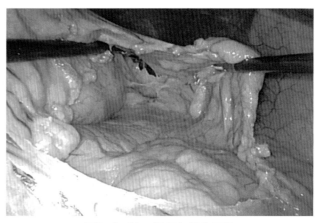

图2-6-12　切开左侧大网膜

法则！

> ### 法则1　胃的膜状结构
>
> （1）大网膜、小网膜。
>
> （2）胰头部前面的生理性融合层。
>
> （3）清扫淋巴结（No.4sb、No.4d，No.1、No.3）。
>
> ### 法则2　胃的膜状结构术野形成和微调整
>
> （1）拉伸形成膜（基本是水平、垂直）。
>
> （2）给予膜适当的张力。
>
> （3）注意膜面的方向性。
>
> ### 法则3　大网膜、小网膜切开线
>
> （1）从网膜囊侧（背侧）观察。
>
> （2）摆旗操作确认。
>
> （3）切开线与能量器械的方向一致。

感悟！

"膜（胃结肠韧带）必有表和里，有时从里面更容易观察。"

在脾脏附近的操作中，以下从里面更容易观察到：

（1）切断胃结肠韧带时大肠的界限。

（2）胃网膜左动静脉的确认。

（3）胰尾部。

腹腔镜下观察的特征为视野是一个方向的，有意识地观察一下表里，也许会有意想不到的发现。

（译者：韩方海，周声宁，钟广宇）

三、术者拟处理胃网膜左动静脉。为确定其存在的位置，术者与助手的配合

目标 掌握处理胃网膜左动静脉时所需的术野

A配布（参照p29）
（操作助手位于患者左侧）

准备

（一）形成术野前（图2-6-13）

● 向左侧切开大网膜、胃结肠韧带，才可看到脾脏。

● 取仰卧、头高脚低位，由于脾脏的重量术野仍位于里面。

● 从这个术野不能观察到胃网膜左动静脉。

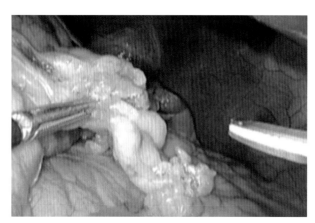

图2-6-13　形成术野前

进行时

（二）练习题

问题1 胃网膜左动静脉存在于脾脏下极旁。图2-6-14为胃网膜左动脉水平的断面图。在括号里填入上胃、胰腺、脾脏、胃结肠韧带（胃脾韧带）的名称，并在图中标示胃网膜左动静脉的走行。

填入图中A～D名称。

A.（　　　　　　）

B.（　　　　　　）

C.（　　　　　　）

D.（　　　　　　）

在图中标示胃网膜左动静脉。

问题2 确认、处理胃网膜左动静脉时，助手的钳子夹持哪个部

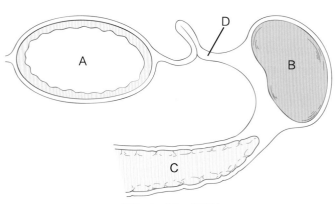

图2-6-14　问题1

位？向何方向牵拉（图2-6-15）？

【助手的夹持部位】

A. 胃大弯前壁

B. 胃大弯的脂肪组织

C. 胃大弯侧后壁

【牵拉方向】

a. 稍稍向尾侧牵拉+患者右侧牵拉

b. 稍稍向尾侧牵拉+患者右斜上方牵拉

c. 稍稍向尾侧牵拉

问题3 处理脾脏下极部位的操作时，发生频率较高的并发症是损伤脾脏。简单叙述腹腔镜下胃切除术脾脏损伤的特征及其预防方法。

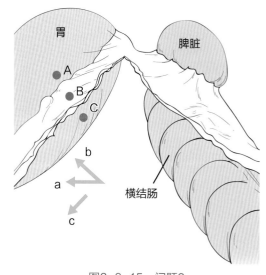

图2-6-15　问题2

（三）这样操作可以获得良好的术野（解答）

解答1 胃网膜左动静脉走行的特征

要求外科医生掌握的血管知识：❶**血管的位置（走行，和膜的关系）**；❷**血管存在的分支和方向（包含亚型）**；❸**无（乏）血管区的存在部位**。胃网膜左动静脉存在于网膜囊侧（图2-6-16）。因此，从网膜囊侧观察，确认胃网膜左动静脉后，可从外侧安全地进行分离。

➡ **【答案见图2-6-16】**

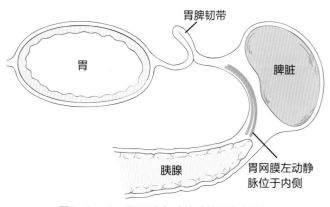

图2-6-16　胃网膜左动静脉的局部解剖

解答2 确认处理胃网膜左动静脉时要形成的术野（图2-6-17）

处理胃网膜左动静脉最好的术野是以胃脾韧带的头侧为顶点，左边是胃大弯，右边是横结肠组成的三角形（图2-6-17）。患者取仰卧位时，脾脏位于深部，助手钳子夹持胃后壁大弯侧，向尾侧牵拉的同时，向患者的右侧斜上方牵拉，这样可以确保良好的术野。助手夹持部位的法则是：❶**胃壁**；❷**含有动脉的索状结构**；❸**后腹膜**。

需要注意，如果夹持脂肪组织，容易发生夹持损伤和牵拉损伤。

➡ **【夹持部位选择C，牵拉方向选择b】**

解答3　脾脏损伤及其预防（图2-6-17）

在以往的开腹手术中，发生脾脏损伤后，出血量多，有时需要输血。在腹腔镜下手术，则更容易观察腹腔内部情况，可以比较安全地处理脏器附近的组织。但是，一旦发生出血，腹腔镜下操作止血较为困难，因此预防出血的操作是最重要的。

腹腔镜下胃切除术脾脏损伤最多的部位是脾脏下极附近与胃脾韧带和胃结肠韧带的粘连部位，伴随胃的牵拉，粘连部位的脾脏易被膜撕脱发生出血。因此，在进行靠近脾脏下极的操作时，应尽早解除粘连。一旦发生出血，在压迫的同时，重要的是尽快松解粘连，去除张力后，再进行止血操作。

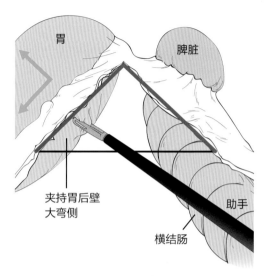

图2-6-17　预防脾脏损伤

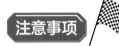

（四）完成：术野形成（图2-6-18）

【术野要点】

● 照片显示术者的左、右手钳子。

● 可以观察到内含胃网膜左动静脉的索状结构（箭头）。

● 助手钳子夹持胃体上部大弯侧后壁上抬，同时稍稍向肝脏侧（右侧）牵拉。

● 术者用左手钳子进行视野微调整，用右手的超声刀处理胃网膜左动静脉的邻近组织。

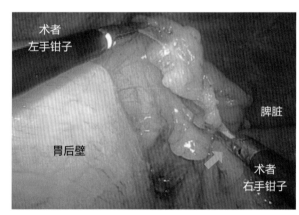

图2-6-18　术野形成

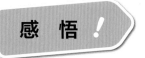

法则1　索状结构的术野形成

（1）夹持索状结构。

（2）维持索状结构垂直位置。

（3）确认索状结构的表、里（右、左）。

法则2　胃的索状结构

（1）含有神经、血管以及淋巴结的索状物。

（2）胃网膜左、右动静脉。

（3）胃左、右动静脉。

法则3　胃的索状结构的术野形成和微调整

（1）选择基本垂直位置。

（2）实时调整夹持索状物的位置、牵拉方向、牵拉力度。

（3）关注纤维组织的特征（疏、密和走行，与神经、淋巴管混合存在）。

感　悟！

"最初的索状结构——胃网膜左动静脉。"

为什么外科医生看见索状结构心情不能平静？因为含有血管？因为含有淋巴结？

①索状结构的术野形成；②动脉外膜外侧结缔组织特性（疏松区域）；③钳子和能量器械的使用方法。等外科医生与组织开始交流吧！

（译者：周声宁，钟广宇，韩方海）

四、术者拟清扫No.4d、No.4sb淋巴结

目标 掌握清扫No.4d、No.4sb淋巴结时所需的术野

A配布（参照p29）
（操作助手位于患者左侧）

准备

（一）形成术野前（图2-6-19）

- 切开大网膜、胃结肠韧带，完成胃网膜左动静脉的切断。
- 另外，没有切开大网膜、胃结肠韧带的胃附着部位。
- 术者拟切断大网膜、胃结肠韧带的胃附着部位，清扫No.4d、No.4sb淋巴结。

进行时

（二）练习题

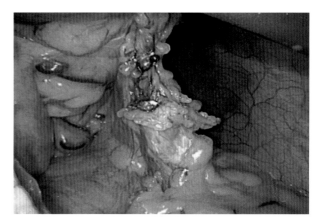

图2-6-19 拟切断胃网膜左动静脉

问题1 进行No.4d、No.4sb淋巴结清扫时的基本术野是什么样的？

问题2 （术者位于患者两腿之间）形成清扫No.4d、No.4sb淋巴结的术野时，助手钳子夹持哪个部位？向何方向牵拉（图2-6-20）？

【夹持部位】

A. 胃体部胃大弯侧前壁

B. 胃体部胃网膜左动脉的下降支

C. 大网膜、胃结肠韧带的切断缘

【牵拉方向】

a. 头侧牵拉

b. 正上方上抬（腹壁侧）

c. 尾侧牵拉

问题3 （术者位于患者两腿之间）术者右手的超声刀进行淋巴结清扫（从胃

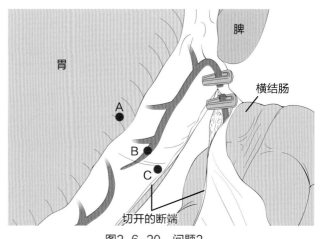

图2-6-20 问题2

切断的操作）时，以下A～C哪个手术平面最好？图2-6-21显示从上面观察胃结肠韧带胃壁附着部位。

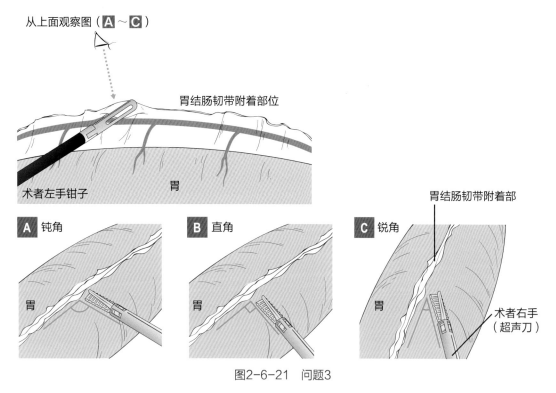

从上面观察图（Ⓐ～Ⓒ）

胃结肠韧带附着部位

术者左手钳子

胃

胃结肠韧带附着部

Ⓐ 钝角

胃

Ⓑ 直角

胃

Ⓒ 锐角

胃

术者右手
（超声刀）

图2-6-21　问题3

问题4　术者进行患者右侧手术入路时，应形成怎样的术野？

（三）这样操作可以获得良好的术野（解答）

解答1　进行No.4d、No.4sb淋巴结清扫时的基本术野（图2-6-22）

胃的膜状结构形成术野的要领是：❶伸展形成膜（基本是水平或者垂直）；❷对膜给予适当的张力；❸膜面的方向性（切断和分离）。清扫No.4d、No.4sb淋巴结的基本术野是把含有这些淋巴结的胃结肠韧带形成垂直（水平）的膜。垂直法是助手用钳子夹持胃体部大网膜的口侧，术者用左手钳子夹持其肛侧，上抬可以形成垂直的立位膜。由于淋巴结清扫从胃体中部开始，向脾脏下极进行，因此，重要的是不断变换夹持部位，即保持切断的部位处于最佳拉伸的情况。

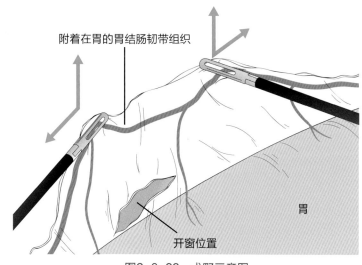

附着在胃的胃结肠韧带组织

胃

开窗位置

图2-6-22　术野示意图

解答2 　夹持部位（术者位于患者两腿之间的情况：垂直法，图2-6-22）

垂直法是为了避免组织损伤，将胃网膜左动脉的下行支和其包绕的膜一起夹持。术者左手钳子的夹持部位是切开的胃结肠韧带附近的胃网膜左动脉。助手钳子夹持在其口侧1~2cm的胃网膜左动脉。上抬这2把钳子夹持的结肠系膜，这样操作容易处理附着在胃壁的大网膜、胃结肠韧带。

➡ 【夹持部位选择B，牵拉方向选择b】

解答3 　牵拉方向

垂直法牵拉方向是正上方（腹壁侧），膜的伸展由牵拉力和重力形成，膜面的方向性由助手钳子和术者左手钳子的互相位置来决定。进行分离操作时，分离钳子最好与面直角相对（参见图2-6-21B）。另外，切断膜时，重要的是形成与能量器械平行方向的面。

➡ 【选择C】

解答4 　术者进行患者右侧手术入路的情况（图2-6-23）

术者进行患者右侧手术入路时，多半采用水平法。

把胃置于自然位，术者左手钳子夹持胃大弯侧的胃壁，将其稍稍上抬。助手的钳子夹持切断部位的大网膜向离开胃壁的方向牵拉，使大网膜的附着部位呈现有张力的水平位。这时，注意不要造成胃壁后面的胰腺和后腹膜脏器的损伤。

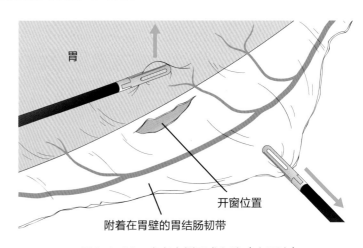

图2-6-23　患者右侧手术入路（水平法）

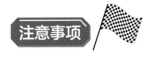

（四）完成：术野形成（图2-6-24）

【术野要点】

● 照片显示了垂直法。

● 助手钳子和术者左手钳子夹持胃网膜左动脉上抬，附着在胃壁上的大网膜和胃结肠韧带成垂直位置的膜。

● 由于胃的重量，膜的附着部位清晰。

● 通过变换助手钳子和助手[①]左手钳子的相对位置，调整面的方向性。

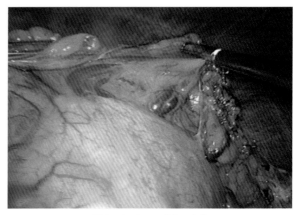

图2-6-24　术野形成

---

① 译者注：原书为"助手"，译者认为应为"术者"。

法则 !

法则1　胃的膜状结构

（1）大网膜、小网膜。

（2）胰头部前面的生理性融合层。

（3）清扫淋巴结（No.4sb、No.4d，No.1、No.3）。

法则2　胃的膜状结构术野形成和微调整

（1）拉伸形成膜（基本是水平、垂直）。

（2）给予膜适当的张力。

（3）注意膜面的方向性。

法则3　清扫No.4sb、No.4d淋巴结的步骤

（1）大网膜作为膜状结构处理切断。

（2）从网膜囊侧辨认胃网膜左动脉，从外侧处理（No.4sb）。

（3）清扫No.4d淋巴结的术野时，附着在胃壁上的大网膜、胃结肠韧带形成垂直（水平）板状。

感 悟 !

"清扫No.4d、No.4sb淋巴结时，需和助手协调形成垂直的带状结构！感受助手的重要性。"

（1）确定大网膜胃大弯侧的附着部和胃结肠韧带的带状结构。

（2）助手钳子夹持、上抬口侧，术者左手钳子夹持、上抬肛侧。

（3）2把钳子夹持的空间位置决定面的方向性。

No.4d、No.4sb淋巴结的清扫是术者和助手的协调操作。

（译者：周声宁，杨斌，韩方海，钟广宇）

五、术者拟分离胃幽门部后壁和胃结肠韧带之间的粘连

> **目标** 掌握良好的扶镜操作和形成术野的基本技巧

B配布（参照p29）
（操作助手位于患者右侧）

准备

（一）形成术野前（图2-6-25）

- 切断大网膜、胃结肠韧带到胃幽门下。
- 上抬胃有抵抗。
- 稍稍上抬胃，观察胃后面，可见胃幽门部和胃结肠韧带以及胰腺前面的粘连。

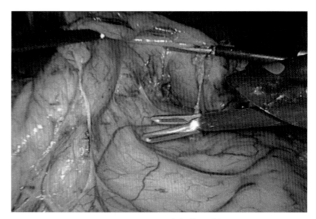

图2-6-25　形成术野前

进行时

（二）练习题

问题1　进行胃后面（尤其幽门部）粘连分离的目的是什么？列举3个。

问题2　列举粘连部位的3个特性。

问题3　要求形成怎样的术野？

问题4　为分离粘连形成合适的术野，助手钳子应夹持哪个部位？向何方向牵拉（图2-6-26）？

【夹持部位】

A. 离开粘连部位的胃壁

B. 粘连部位顶上的胃壁

C. 粘连部位附近的胃结肠韧带

【牵拉方向】

a. 上抬

b. 肛侧的斜上方向

c. 口侧的斜上方向

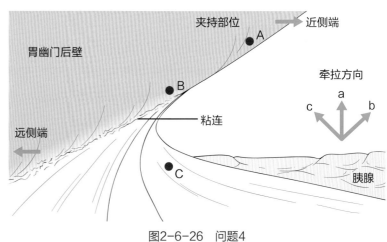

图2-6-26　问题4

问题5　一个部位的粘连分离结束了。看到有与肛侧相连续的粘连，应夹持哪个部位（图2-6-27）？

A. 原来的位置就可以

B. 新发现的粘连部位顶上的胃壁

C. 新发现粘连部位的肛侧

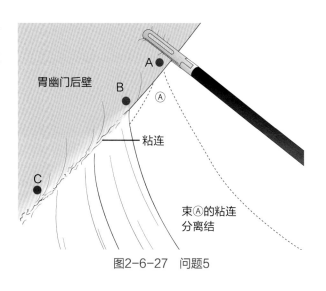

图2-6-27　问题5

（三）这样操作可以获得良好的术野（解答）

解答1　分离胃后面（尤其幽门部）粘连的目的

分离胃后面粘连的目的：❶胃的切断需要游离胃；❷展开术野需要松解胃；❸显露胰腺的上缘和下缘。

分离粘连后：❶胰腺的上方和下方有网膜囊相连，容易进行立体的解剖学确认；❷可以确认胃十二指肠动脉；❸可以确认胰腺上缘和下缘。这些使后续进行拉伸操作的"分离胰头部前面生理性融合层"的手术入路变得容易。

解答2　粘连部位的特性（图2-6-28）

粘连部位的一般特性：❶点状粘连多半是线性粘连，面状粘连少；❷有两端；❸粘连部位没有血管。根据这些特性，原则上从一端开始分离粘连，在粘连部位（胃壁附近）分离。

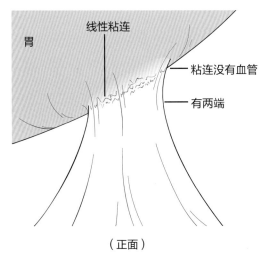

图2-6-28　粘连部位

解答3　分离粘连部位所要形成的术野（图2-6-29，图2-6-30）

分离粘连时所要求的术野：❶确认粘连部位作为金字塔的顶点；❷进行粘连部位的膜状化；
❸给予分离的粘连点适当的张力。助手需要认识到这几点来展开术野。

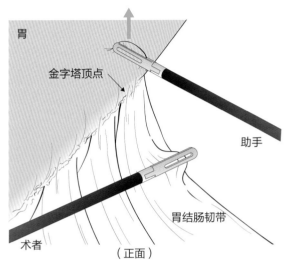

图2-6-29　分离粘连示意图

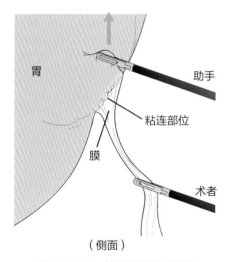

图2-6-30　粘连部位的膜状化

解答4　夹持位置和牵拉方向

为了顺畅地形成术野，如图2-6-29、图2-6-30所示，应夹持粘连点旁边的胃壁，上抬同部
位胃壁。注意如果过度用力牵拉可能会产生组织损伤。

➡ 【夹持部位选择B，牵拉方向选择a】

解答5　连续的分离操作

如果进行分离粘连时，一个部位的三角形顶点消失后，不能完全显露胃后面和幽门括约肌附近
的情况，这表示可能存在更多粘连。此时夹持可疑粘连部位旁边的胃壁上抬，可以看到新的三角形
顶点。

➡ 【选择B】

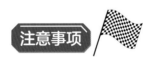

（四）完成：术野形成（图2-6-31）

【术野要点】

● 形成分离粘连所需的术野。

● 助手钳子夹持粘连部位旁边的胃壁，将其
上抬。

● 确认粘连部位作为三角形顶点（箭头）。

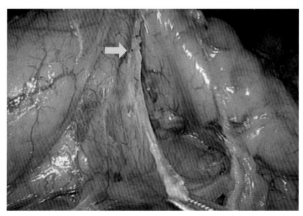

图2-6-31　术野形成

法则 !

法则1　形成术野的基础

（1）助手钳子形成动态的术野：膜状结构和索状结构。

（2）分离粘连，游离胃和大肠。

（3）术者左手钳子微调整术野局部。

法则2　摆旗操作的要点

（1）夹持幅度小。

（2）拉伸力度适度。

（3）沿弧形轨迹摆动。

法则3　分离粘连

（1）从粘连一端开始手术入路。

（2）夹持粘连点附近，向分离的方向牵拉。

（3）分离粘连点（三角形顶点）。

感 悟 !

"分离粘连就是恢复正常解剖学位置的操作。"

以解剖学知识为基准是进行安全手术操作的基础。因此，要尽早分离粘连。首先分离好粘连，再考虑进行后续操作。

（译者：周声宁，韩方海）

六、术者拟确认、处理胃网膜右静脉

目标 掌握确认、处理胃网膜右静脉时所需术野的形成方法

B配布（参照p29）
（操作助手位于患者右侧）

准备

（一）形成术野前（图2-6-32）

● 考虑向胆囊方向分离胰头前面。

● 进行此操作时，注意不要损伤结肠肝曲和十二指肠降部。

● 要求形成胰头部前面的斜面术野。

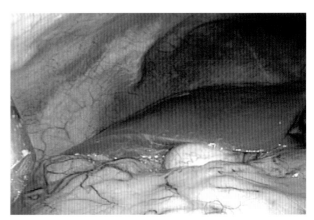

进行时

图2-6-32 形成术野前

（二）练习题

问题1 在胰头部前面的操作是为了形成生理性融合层组成的斜面，断面图见图2-6-33A、B，图中符号所表示的结构是什么？

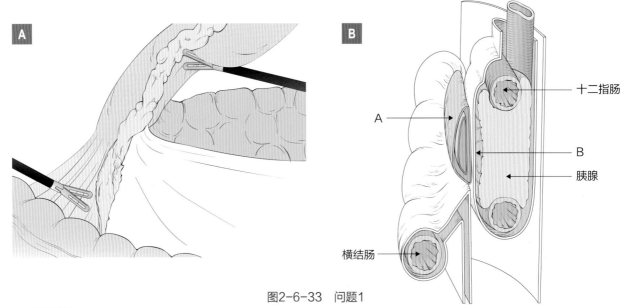

十二指肠

B

胰腺

横结肠

图2-6-33 问题1

问题2 在胰头部的操作中，由助手形成术野，列举术者的三点要求。

问题3 助手位于患者右侧，术者进行患者左侧手术入路，有两种方法伸展胰头形成斜面：①夹

持胃壁；②夹持索状物。每一种方法中，助手应夹持哪个部位？向何方向牵拉（图2-6-34，图2-6-35）？

1. 夹持胃壁

【夹持部位】

A. 胃幽门部后壁中央

B. 胃幽门部大弯侧后壁

C. 胃幽门部大弯侧附近大网膜

【牵拉方向】

a. 向头侧上方牵拉

b. 向正上方牵拉

c. 向尾侧上方牵拉

2. 夹持索状物

【夹持部位】

A. 索状物中的动脉

B. 索状物中的脂肪

【牵拉方向】

a. 向头侧上方牵拉

b. 向正上方牵拉

c. 向尾侧上方牵拉

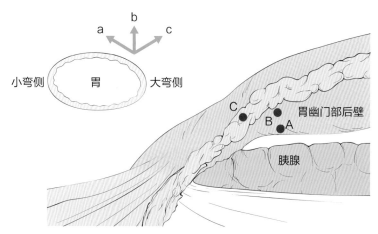

图2-6-34　问题3（夹持胃壁）

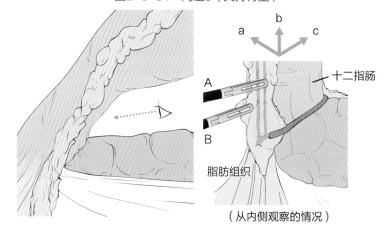

图2-6-35　问题3（夹持索状物）

问题4　助手用双手法形成术野时，左手钳子进行问题3的夹持。那么，右手钳子应进行怎样的操作？

（三）这样操作可以获得良好的术野（解答）

解答1　胰头部前面的斜面形成：膜的生理性融合层（图2-6-36）

清扫No.6淋巴结，包括：❶分离胃幽门部后面的粘连；❷分离胰头前面的生理性融合层；❸处理血管。胰头部的生理性融合层由上2/3的右侧膈结肠皱襞的融合和下1/3的结肠系膜的融合组成。在胰头

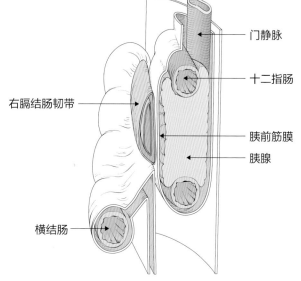

图2-6-36　胰头部断面

部形成斜面，从外侧开始一步一步去分离，暴露出胰前筋膜覆盖的胃网膜右静脉。

➡【A：右侧膈结肠韧带，B：胰前筋膜】

解答2　胰头部操作时要求的术野

分离胰头部面和面的生理性融合层，所需术野要求：❶**暴露出胰腺下缘**；❷**伸展胰头部的融合层次**；❸**伸展包含血管的索状物**。另外，分离生理性融合层的目标方向是胆囊位置所在方向。

解答3　胰头部操作时展开术野的方法（图2-6-37）

要形成上述术野有2种方法，都是利用重力。一种方法是夹持胃大弯侧后壁上抬（夹持胃壁法），拉伸含有胃网膜右动脉和幽门下动脉的索状物。此时，把附着在胃幽门部的大网膜旋转到胃前壁上，容易确保术野清晰。

➡【夹持部位选择B，牵拉方向选择b】

另一种方法是夹持索状物上抬（夹持索状物法），夹持好包含在索状物中的动脉即可。如果大幅度夹持胃网膜右动脉和幽门下动脉，那么动脉之间的分离将变得困难，因此要注意夹持部位和夹持幅度。

➡【夹持部位选择A，牵拉方向选择b】

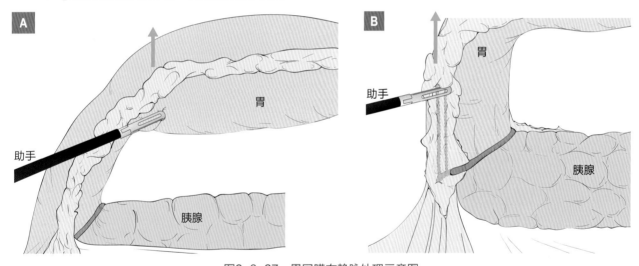

图2-6-37　胃网膜右静脉处理示意图

解答4　助手的右手操作形成术野

通常夹持胃幽门部大弯后壁的胃壁或者含有胃网膜右动脉和幽门下动脉的索状物，将其上抬，可以形成胰头部的斜面。如果伸展的斜面形成不充分，助手的右手钳子应夹持横结肠肝曲附近的肠系膜，向尾侧牵拉，这样就可形成伸展良好的斜面。

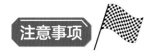

（四）完成：术野形成（图2-6-38）

【术野要点】

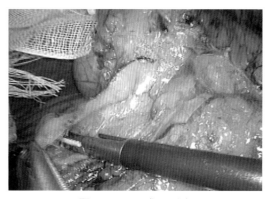

图2-6-38 术野形成

- 胰头表面作为"倾斜的壁"来观察。
- 里面可以观察到胆囊。
- 由于体位（头高脚低位）导致的重力和牵拉，向尾侧展开横结肠。

法 则 ！

法则1 胃幽门下操作的要点

（1）分离粘连（胃幽门部后面和横结肠系膜、胰腺被膜）。

（2）分离生理性融合层（胰头部前面）。

（3）显露出胃网膜右动静脉和幽门下动脉的根部。

法则2 胰头部前面生理性融合层的手术入路标志

（1）胰腺下缘。

（2）结肠中静脉。

（3）胃十二指肠动脉。

法则3 显露胃网膜右静脉根部的方法

（1）从外侧开始一步一步地分离，切断胰头部前面的生理性融合层→显露胃网膜右静脉。

（2）生理性融合层没有血管→上下移动钳子，沿胰头部滑动分离。

（3）切断时，膜平面与能量器械的方向一致（如覆盖）。

感 悟 ！

"'胃癌手术是膜的手术'：要熟练掌握膜的处理方法。"

腹腔镜下远端胃切除术中，对于初学者来说最困难的是清扫No.6淋巴结。这个操作包含分离粘连和分离生理性融合层，在该操作中可以尝试胃手术中重要的膜处理的基本技术。

（译者：周声宁，韩方海）

七、术者拟确认、处理胃网膜右动脉、幽门下动脉

目标 掌握处理胃网膜右动脉和幽门下动脉时所需术野的形成方法

B配布（参照p29）
（操作助手位于患者右侧）

准备

（一）形成术野前（图2-6-39）

- 完成切断胃网膜右静脉。
- 确认胰腺下缘和十二指肠球部后面。
- 术者拟处理胃网膜右动脉和幽门下动脉。

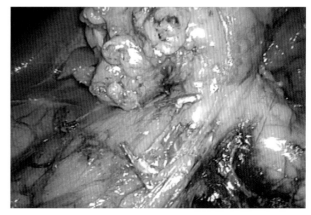

图2-6-39 形成术野前

进行时

（二）练习题

问题1 处理胃网膜右动脉和幽门下动脉时，术者要求形成什么样的术野？

问题2 处理胃网膜右动脉和幽门下动脉时，助手钳子应夹持哪个部位？向何方向牵拉（图2-6-40）？

【夹持部位】

A. 胃幽门部后壁中央

B. 胃幽门部后壁的大弯侧

C. 脂肪组织覆盖的胃网膜右动脉（索状结构）

【牵拉方向】

a. 向头侧牵拉

b. 正上方牵拉

c. 尾侧牵拉

问题3 处理胃网膜右动脉和幽门下动脉时，不仅需要助手钳子形成术野，更重要的是术者左手钳子进

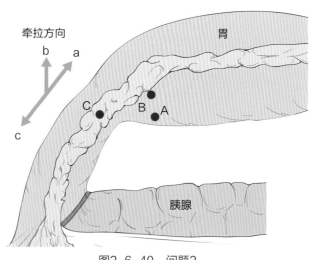

图2-6-40 问题2

行术野的微调整。列举处理胃网膜右动脉的步骤，选择每个步骤中术者左手钳子的夹持部位。

❶分离、切断胃网膜右动脉外侧的膜样结构（　　　）

❷分离胃网膜右动脉和幽门下动脉（　　　）

❸分离幽门下动脉和十二指肠（　　　）

【夹持部位】

A.胃网膜右动脉外侧的脂肪组织

B.索状结构（胃网膜右动脉）

C.索状结构（胃网膜右动脉+幽门下动脉）

问题4　如何形成显露十二指肠球部背侧的胃十二指肠动脉时所需的术野？

问题5　为了预防并发症，形成良好的术野是很重要的。进行No.6淋巴结清扫时产生的并发症有哪些？

（三）这样操作可以获得良好的术野（解答）

解答1　处理胃网膜右动脉、幽门下动脉时要求形成的术野

处理索状结构的根本原则：❶**垂直位**；❷**索状结构的夹持部位、牵拉方向、适当的张力**；❸**纤维组织的特征（疏密和走行）**。

处理胃网膜右动脉、幽门下动脉所需形成的术野要求索状结构处于垂直位，并带有适当张力，还应使十二指肠球部更加伸展。

解答2　为了形成术野，助手钳子的夹持部位和牵拉方向（图2-6-41）

为维持索状结构垂直位置，应给予适度的拉伸，夹持索状结构（动脉）的末梢较容易操作。但是由于牵拉方法的不同，难以控制处理索状结构中的2根动脉。原则上，夹持胃幽门部后壁的大弯侧，向上方牵拉为佳。此时，为了不让附着在胃上的大网膜妨碍术野，可事先将其回转到胃前壁上。

➡【夹持部位选择B，牵拉方向选择b】

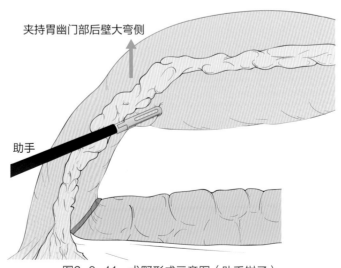

夹持胃幽门部后壁大弯侧

助手

图2-6-41　术野形成示意图（助手钳子）

解答3　术者左手钳子微调整形成的术野（图2-6-42，图2-6-43）

处理血管（清扫No.6淋巴结）由3步组成，助手的左手钳子进行每步术野微调整（摆旗操作），即：❶于胃网膜右动脉的外侧夹持脂肪组织，向远离血管的方向牵拉（A）；❷在胃网膜右动脉和幽门下动脉之间（没有交通支），夹持胃网膜右动脉，向外侧牵拉（B）；❸处理幽门下动脉时，夹持2种类型的血管向远离十二指肠的方向牵拉（C）。

➡【❶-A，❷-B，❸-C】

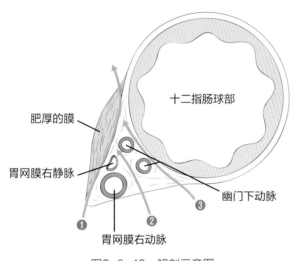

图2-6-42　解剖示意图

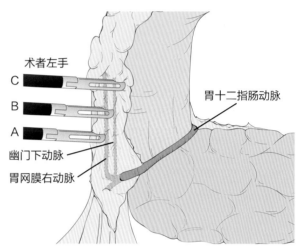

图2-6-43　术野形成示意图（术者钳子）

解答4　形成显露胃十二指肠动脉时的术野

显露胃十二指肠动脉时，夹持胃幽门部（幽门括约肌附近）后面，上抬牵拉。调整十二指肠球部成几乎垂直位置。

解答5　清扫No.6淋巴结时罕见的并发症

最危险的罕见并发症是胰腺损伤导致的胰液漏，由钳子和能量器械等造成的机械损伤和热损伤等所致。适度的张力牵拉形成的良好术野与安全的手术操作有关。

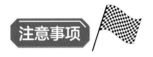注意事项

（四）完成：术野形成（图2-6-44）

【术野要点】

●助手夹持胃幽门部大弯侧后壁，将其上抬。

●可以看到与胰腺的分界线。

●拉伸含有胃网膜右动脉和幽门下动脉的索状结构。

●可见胃网膜右静脉的切断端。

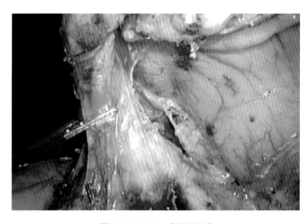

图2-6-44　术野形成

法　则 !

法则1　胃的索状结构的术野形成和微调整

（1）选择基本垂直位置。

（2）实时调整索状结构的夹持部位、牵拉方向、牵拉力度。

（3）纤维组织的特性（疏密和走行）。

法则2　为显露胃网膜右动脉和幽门下动脉的分离

（1）胃网膜右动脉外侧（胃网膜右动脉、胰腺、十二指肠围成的三角形）。

（2）胃网膜右动脉和幽门下动脉之间。

（3）幽门下动脉和十二指肠壁之间。

法则3　为显露幽门下血管，分离钳子的使用方法

（1）胃网膜右动脉外侧→垂直方向开窗。

（2）胃网膜右动脉和幽门下动脉之间→水平方向开窗。

（3）幽门下动脉和十二指肠→贴附十二指肠壁上下滑动。

感　悟 !

"清扫No.6淋巴结：逐步形成术野！"

手术团队的全体成员应充分理解清扫No.6淋巴结的手术操作步骤：①分离胃幽门部后面的粘连；②分离胰头部前面的生理性融合层；③处理胃幽门下部的血管。留心形成每个步骤所需术野。

（译者：周声宁，杨斌，韩方海）

第七节 胃小弯侧的操作

一、术者拟切开小网膜，如何上抬肝脏

| 目标 | 掌握为处理小网膜用卷曲拉钩上抬肝脏的方法 |

A配布（参照p29）
（操作助手位于患者左侧）

准备

（一）形成术野前（图2-7-1）

- 在完成对胃大弯侧的处理后。
- 胃位于正常的自然位置。
- 肝左叶覆盖小网膜和胃角部。
- 第2助手位于患者右侧。

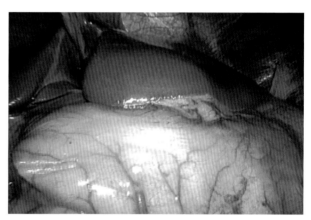

图2-7-1 形成术野前

进行时

（二）练习题

问题1 处理小网膜时，要求什么样的术野？

问题2 常用的上抬肝脏的卷曲拉钩有哪些？

问题3 卷曲拉钩应从哪个穿刺器套管置入（图2-7-2）？

问题4 蛇形卷曲拉钩正确的插入方向是哪个（图2-7-3）？

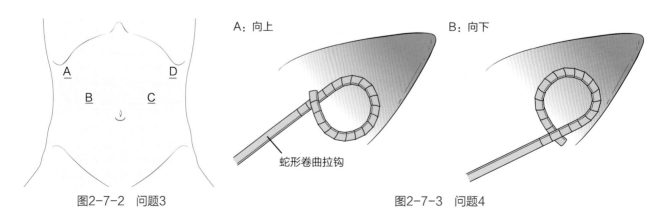

图2-7-2 问题3

A：向上　　　　B：向下

蛇形卷曲拉钩

图2-7-3 问题4

问题5 切开小网膜上抬肝脏时，叙述蛇形卷曲拉钩的使用方法（图2-7-4）。

问题6 蛇形卷曲拉钩上抬肝脏时会出现哪些并发症？

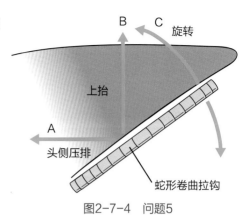

图2-7-4 问题5

（三）这样操作可以获得良好的术野（解答）

解答1 处理小网膜时所需要的术野

上抬肝脏是为了在胃小弯侧进行手术操作时形成必要的空间，形成这个空间重要的是：**❶分离小网膜以及胃十二指肠韧带和肝脏之间的粘连；❷向胃的尾侧牵拉伸展小网膜；❸上抬肝脏（显露肝脏的附着部位）**。另外，为了顺利地形成术野，患者的体位应采取头侧抬高位。

解答2 上抬肝脏的卷曲拉钩的种类

目前已经研发了数种上抬肝脏的手术器械，如本洛斯引流管、碟状的手术器械、蛇形卷曲拉钩等。各有其优缺点，助手人数限制也是选择器械的重要原因。笔者科室多用蛇形卷曲拉钩。

解答3、4 蛇形卷曲拉钩的正确插入方法（图2-7-5）

蛇形卷曲拉钩从患者右上腹部的穿刺器套管插入。

➡️【选择A】

为了用蛇形卷曲拉钩有效地上抬肝脏，应沿着肝脏下缘延伸蛇形卷曲拉钩的长轴。在肝脏的下缘插入时，不要使蛇形卷曲拉钩的前端面向肝脏，以防止其前端损伤肝脏。

➡️【选择A】

解答5 使用蛇形卷曲拉钩上抬肝脏（图2-7-6）

利用蛇形卷曲拉钩的旋转，可以使蛇形卷曲拉钩有效地上抬肝脏。肝脏的附着部位作为长轴，配合呼吸同时摇摆头部，旋转拉钩的一端贴附在肝脏的附着部位，可以翻转上抬肝脏。

➡️【选择C】

解答6 卷曲拉钩上抬肝脏时会出现的并发症

发生频率最高的并发症是肝脏损伤，也需注意出血和胆汁漏的发生。另外，在插入和安装时还需注意避免损伤其他脏器。

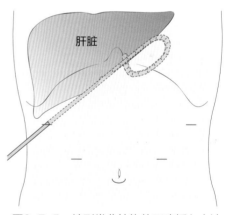

图2-7-5 蛇形卷曲拉钩的正确插入方法

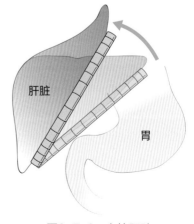

图2-7-6 上抬肝脏

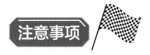

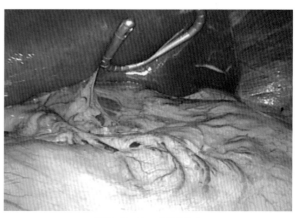

（四）完成：术野形成（图2-7-7）

【术野要点】

- 使用蛇形卷曲拉钩恰好地抬起了肝脏。
- 可以观察到小网膜的致密部分和疏松部分。
- 其分界线上有迷走神经肝支走行。

图2-7-7　术野形成

法　则　！

法则1　决定套管穿刺器位置的基本原则

（1）以操作部位作为顶点的等腰三角形底边的两个顶点。

（2）从操作部位到套管穿刺器的距离是钳子长度的1/2。

（3）镜头的位置在两把钳子中间。

法则2　胃切除时置入穿刺器的位置

（1）倒梯形位置。

（2）开放法置入Hasson型套管针。

（3）旋转法置入操作套管。

法则3　镜头操作的要点

（1）形成远近视野。

（2）形成上下视野。

（3）形成左右视野。

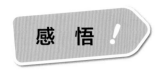

"上抬肝脏看起来简单，做起来难"

手术操作中经常会出现"看起来容易做起来难"的情况，蛇形卷曲拉钩上抬肝脏便是其中之一。要求：①分离粘连（小网膜和肝脏里面）；②轻轻旋转操作；③防止损伤肝脏。医生会瞬间感到与消化道操作力度不同。

（译者：杨斌，韩方海）

二、术者拟切开小网膜

| 目标 | 掌握切开小网膜时所需术野的形成方法 |

A配布（参照p29）
（操作助手位于患者左侧）

准备

（一）形成术野前（图2-7-8）

- 可以观察到小网膜与肝脏脏面的粘连。
- 用蛇形卷曲拉钩上抬肝脏。
- 可以观察到具有致密部分和疏松部分的小网膜。
- 迷走神经肝支走行在其分界线上。

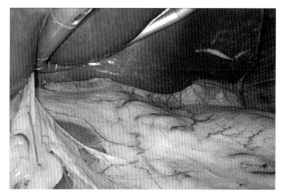

图2-7-8　形成术野前

进行时

（二）练习题

问题1　处理小网膜时需要怎样的术野?

问题2　开始切开小网膜时，助手的钳子应夹持哪个部位（图2-7-9）? 向何方向牵拉（图2-7-10）?

【夹持部位】

A. 小网膜的疏松部分

B. 迷走神经的肝支

C. 小网膜的致密部分

【牵拉方向】

a. 向右斜上方牵拉

b. 向正上方牵拉

c. 向左斜上方牵拉

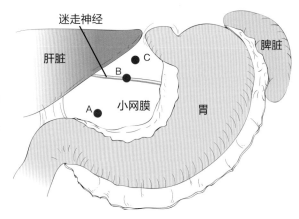

图2-7-9　问题2（夹持部位）

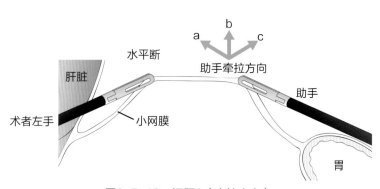

图2-7-10　问题2（牵拉方向）

问题3 小网膜切开若顺利进行，应接近食管胃结合部附近。为了展开良好的术野，助手钳子应夹持哪个部位（图2-7-11）？向何方向牵拉（图2-7-12）？

【夹持部位】

A.胃上部小弯侧胃前壁

B.切开小网膜的胃附着部

C.胃上部小弯侧胃后壁

【牵拉方向】

a.向患者右侧上方牵拉

b.向正上方牵拉

c.向患者左侧上方牵拉

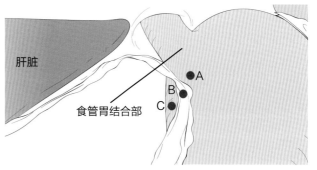

图2-7-11 问题3（夹持部位）

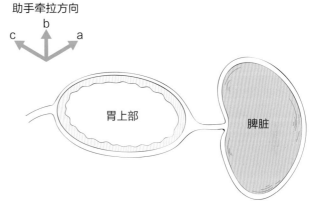

问题4 切开小网膜时为避免出血，展开术野时需要注意什么？

图2-7-12 问题3（牵拉方向）

（三）这样操作可以获得良好的术野（解答）

解答1 处理小网膜时所需要的术野

小网膜是一层薄薄的膜，尾侧（2/3）是疏松的膜，头侧（1/3）是致密的膜，在疏密分界线上走行着迷走神经肝支和副肝动脉。膜样结构术野形成的原则：❶伸展形成膜；❷给予膜适当的张力；❸膜面的方向性。切开小网膜时的术野要求：❶广泛伸展的小网膜（向胃的尾侧牵拉）；❷适当的张力；❸膜的水平化。

解答2 切开小网膜时助手钳子的夹持位置和牵拉方向（图2-7-13）

作为水平薄膜形成术野的小网膜，最初切开时，需要在膜上形成皱襞。术者的左手钳子夹持小网膜，向患者的右侧上方牵拉，同时，助手夹持附近的小网膜，向患者的左侧上方轻轻牵拉。通过这样的操作，局部可形成梯形样隆起，术者在这个部位加以切开。

➡ 【夹持部位选择A，牵拉方向选择c】

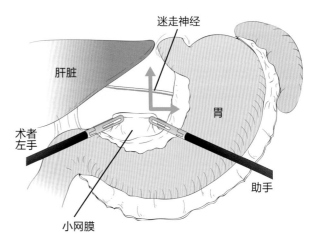

图2-7-13 切开小网膜术野形成示意图

解答3 切开食管胃结合部附近的小网膜时的术野形成（图2-7-14）

在食管胃结合部，小网膜由两层膜组成，腹侧的膜移行成为覆盖食管表面的膜，背侧的膜覆盖食管右侧后，移行成为覆盖右侧膈肌脚的膜。理解了这些膜结构，再形成术野。夹持附在胃壁上切开的小网膜，向患者的左侧上方轻轻牵拉，可以观察到小网膜分为上下两层膜结构，此时可以依次处理每一层膜。

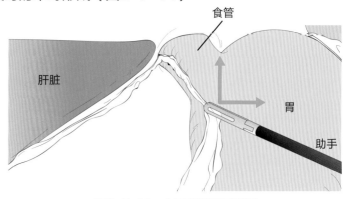

图2-7-14 小网膜切开示意图

➡ **【夹持部位选择B，牵拉方向选择c】**

解答4 避免切开小网膜时出血

切开小网膜和大网膜的原则：**❶恰当的切开线；❷凝固切开，避免出血；❸防止损伤其他脏器**。其中凝固切开，避免出血最重要。切开小网膜时，需要注意：**❶给予张力过大时凝固不充分；❷膜太薄封闭不充分；❸食管胃结合部附近存在膈肌发出的血管**。助手留意术者夹持、处理部位附近张力大小的变化，数次变换夹持部位。

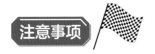

（四）完成：术野形成（图2-7-15）

【术野要点】

● 展开术野开始切开小网膜。

● 上抬肝脏。

● 助手夹持小网膜，在预定切开的部位轻轻牵拉。

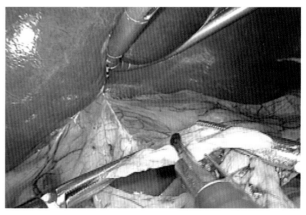

图2-7-15 切开小网膜

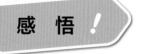

法则1　胃的膜状结构术野形成和微调整

（1）拉伸形成膜（基本上是水平、垂直）。

（2）给予膜恰当的张力。

（3）注意膜面的方向性（与切断和分离不同）。

法则2　切断胃大网膜、小网膜

（1）选择恰当的切开线。

（2）凝固切开，避免出血。

（3）防止损伤其他脏器（横结肠、脾脏、肝脏）。

法则3　决定大网膜、小网膜的切开线

（1）从网膜囊侧观察。

（2）摆旗操作确认。

（3）预定切开线与能量器械方向一致。

感　悟！

"根据能量器械选择使用方法。"

超声刀对小网膜样的薄膜切开力较弱。

超声刀是通过将振动能量转化为热能使组织产生变性的设备。是否熟知能量器械的原理，进行良好的封闭，决定了腹腔镜手术成功与否。

（译者：陈志涛，杨斌，韩方海）

三、术者拟处理胃右动脉

| 目标 | 掌握确认、处理胃右动脉时所需术野的形成方法 |

A配布（参照p29）
（操作助手位于患者左侧）

准备

（一）形成术野前（图2-7-16）

- 完成胃大弯侧和小网膜的切开。
- 上抬了肝脏，可以观察到十二指肠球部的第一部分和肝十二指肠韧带。
- 考虑开始向胃右动脉的手术入路。

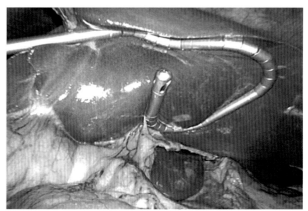

图2-7-16 形成术野前

进行时

（二）练习题

问题1 胃右动静脉的手术入路，常被指"利用无血管区"，这个"无血管区"是指哪个部位？

问题2 "无血管区"想要展开术野，有胃右动脉上抬法（图2-7-17）和插入纱布法。

1. 选择助手在胃右动脉上抬法中的作用

A. 夹持胃右动脉周围的脂肪组织上抬

B. 夹持胃右动脉上抬

2. 插入纱布法中，在哪个部位插入纱布？

A. 从胃十二指肠后面插入十二指肠球部小弯侧的后面

B. 胃十二指肠后方到小网膜后面

C. 肝脏和肝十二指肠韧带之间

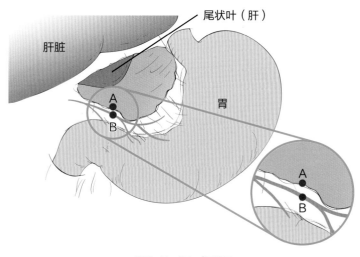

图2-7-17 问题2

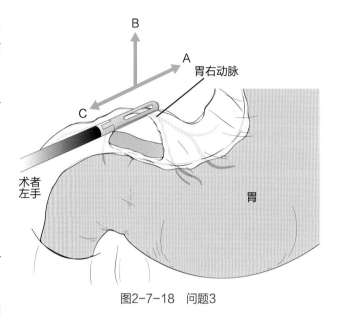

问题3 开放"无血管区"，以胃右动脉作为顶点形成穹隆。术者切开穹隆顶的两侧壁时，可以确认胃右动脉的根部。术者左手应形成怎样的术野以分离血管周围（图2-7-18）？

【牵拉方向】

A. 夹持胃右动脉，向内侧牵拉。

B. 夹持胃右动脉，向上方牵拉。

C. 夹持胃右动脉，向外侧牵拉。

问题4 因胃右动脉分叉部多变（来自肝固有动脉和胃十二指肠动脉等的分支），难以形成穹隆形术野。这种情况应如何处理？

图2-7-18　问题3

（三）这样操作可以获得良好的术野（解答）

解答1 关于无血管区（图2-7-19）

胃右动脉流入胃幽门部小弯侧时，在十二指肠球部的正上方，此外胃右动脉不发出分支，存在无血管的区域。在无血管区进行开窗，不会损伤胃右动脉，可以追溯到胃右动脉根部。助手夹持胃右动脉向正上方抬起，适当地伸展无血管区，形成术野。

解答2 穹隆形成法（图2-7-19，图2-7-20）

胃右动脉根部显露法的原则是：❶伸展无血管区和开窗；❷以胃右动脉为顶点，形成穹隆形术野；❸一边处理穹隆的左右壁，一边切开显露根部。助手根据术者操作的部位，把夹持胃右动脉的位置一点一点地向根部移动。

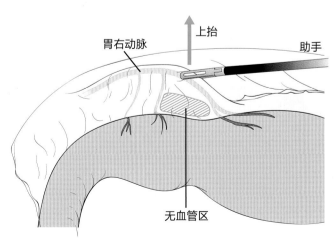

图2-7-19　伸展无血管区

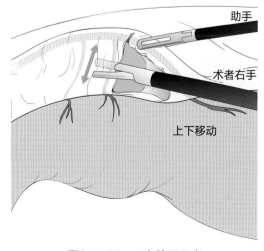

图2-7-20　无血管区开窗

在组织脆弱、胃右动脉细小的情况下，在胃幽门部的后面到紧靠十二指肠球部上方塞入一块纱布，从背侧上抬无血管区形成术野，这样容易进行无血管区的开窗。

➡【胃右动脉上抬法选择B，插入纱布法选择A】

胃右动脉的亚型多，也有从肝固有动脉到胃十二指肠动脉分支的情况，需要注意。

解答3　分离胃右动脉根部周围时的术野（图2-7-21）

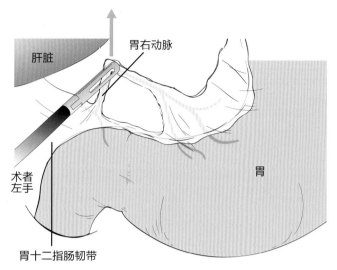

图2-7-21　分离胃右动脉术野形成示意图

处理胃右动脉根部时需要的术野是作为索状结构形成的术野。术者的左手钳子夹持胃右动脉，以适当的张力在垂直位置向上抬起，上抬时，进行左右小幅度的摆旗操作。

➡【选择B】

解答4　处理胃右动脉时不能形成穹隆的情况

在夹持胃右动脉、开放无血管区时，若遇到穹隆形成困难的情况，在处理胃右动脉前，应先切断十二指肠。切断十二指肠后，上举口侧的切断端，可以观察到索状化的胃右动脉，容易确认其根部。

（四）完成：术野形成（图2-7-22）

【术野要点】

●以胃右动脉为顶点，助手形成穹顶形（图2-7-22）。

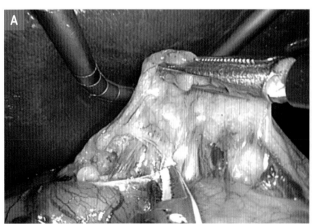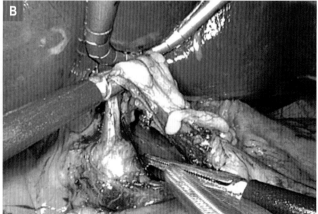

图2-7-22　无血管区开窗

● 在十二指肠球部的上方，无血管区上开窗（**图2-7-22A**）。

● 分离胃右动脉根部周围，术者的左手钳子夹持使胃右动脉呈垂直位置（**图2-7-22B**）。

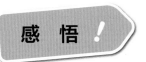

法则1　处理血管的基本原则

（1）关注血管的特性（解剖学位置、走行、亚型）。

（2）精确形成术野和分离操作。

（3）完全封闭血管。

法则2　结缔组织疏松的部位

（1）动脉周围（根部）。

（2）消化道周围。

（3）凹陷部位。

法则3　显露胃右动脉根部的方法

（1）上举胃右动脉，伸展无血管区和开窗。

（2）处理包绕血管内侧和外侧的膜（形成穹隆）。

（3）确切地夹闭血管（注意血管亚型，不要把肝固有动脉误认为胃右动脉夹闭）。

感　悟

"形成术野，人为地制作容易操作的、新的手术场面！"

在处理胃右动脉（清扫No.5淋巴结）时，形成穹隆形术野是有帮助的。包绕血管的索状结构处理基本上处于垂直位置，膜结构的处理基本上处于水平位置。展开术野的要点之一是人工创造出新的场面。

（译者：陈志涛，杨斌，韩方海）

四、术者拟离断十二指肠

目标	掌握离断十二指肠时所需术野的形成方法

A配布（参照p29）
（操作助手位于患者左侧）

准备

（一）形成术野前（图2-7-23）

- 处理大网膜和切开小网膜，结束后处理胃右动脉。
- 预定离断的十二指肠球部的胃大弯侧和胃小弯侧形成隧道。
- 拟安全地离断十二指肠。

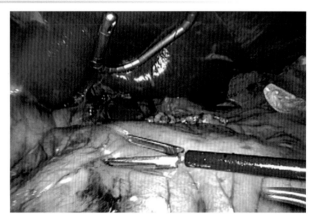

图2-7-23　形成术野前

进行时

（二）练习题

问题1　用直线型切割吻合器离断十二指肠，放置直线型切割吻合器时，要求形成怎样的术野？

问题2　Roux-en-Y法重建和三角吻合方法重建时，应该从哪个套管穿刺器插入直线型切割吻合器（图2-7-24）？说明理由并在括号中填入适当的文字。

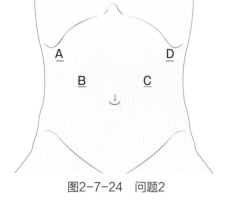

图2-7-24　问题2

【Roux-en-Y吻合】

切断离断端，闭锁十二指肠断端，与十二指肠胃大弯侧线相对，希望向（　　　）方向闭合，插入的套管穿刺器如图2-7-24所示的（　　　）。

【三角吻合】

三角吻合是残留的胃与十二指肠的侧侧吻合，用于离断十二指肠的直线型切割吻合器应从图2-7-24的（　　　）套管穿刺器插入。

问题3　进行Roux-en-Y吻合时，夹持十二指肠的前面和后面，插入直线型切割吻合器。助手应夹持哪个部位？向何方向牵拉（图2-7-25）？

【夹持部位】

A. 胃幽门部大弯侧

B. 胃幽门部后壁中央

C. 胃幽门部前壁中央

D. 胃幽门部小弯侧

【牵拉方向】

a. 内侧上方

b. 正上方向

c. 外侧上方

d. 肝侧上方

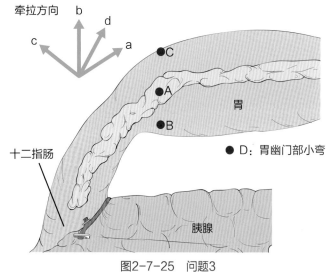

图2-7-25　问题3

问题4 列举闭合型切割吻合器击发前确认检查的事项。

（三）这样操作可以获得良好的术野（解答）

解答1　安装吻合器所需要的术野

分离附着在十二指肠球部的胃小弯和胃大弯的脂肪组织后，安装直线型切割吻合器，离断十二指肠球部。直线型切割吻合器是单开的，在十二指肠的后面和胰腺之间插入主体的长轴和直线状的刀片。插入直线型切割吻合器时要求术野可以确认插入通路（隧道）的**插入部位、刀片的通道、出口（胃小弯侧）**。

解答2　**Roux-en-Y吻合和三角吻合的十二指肠切断闭合（图2-7-26）**

Roux-en-Y吻合，以自然的形态闭合十二指肠断端（与胃大弯侧线垂直闭合），即从右下腹部套管穿刺器插入直线型切割吻合器，与十二指肠大弯侧线呈垂直闭合。

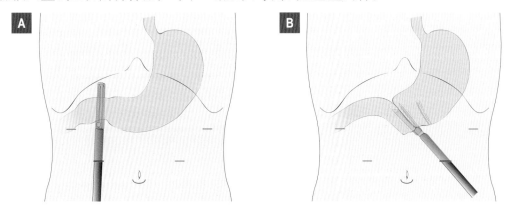

图2-7-26　切断闭合十二指肠

➡【垂直，B】

三角吻合，要进行残胃十二指肠的侧侧吻合，即从左下腹部的套管穿刺器插入直线型切割吻合器，进行闭合、吻合。

➡ 【选择C】

解答3　为了插入直线型切割吻合器，助手所形成的术野（图2-7-27）

为了确认直线型切割吻合器的插入通路，应夹持胃幽门括约肌旁边的胃幽门部后壁中央，向正上方抬举，形成可以确认胃小弯侧出口的术野。

➡ 【夹持部位选择B，牵拉方向选择b】

解答4　直线型切割吻合器击发前应该检查的事项

使用直线型切割吻合器的注意事项：❶消化道管壁的厚度；❷吻合钉的高度；❸吻合型的B字形成钉。妨碍吻合钉的B字形成钉因素有：❶神经纤维；❷消化道管壁厚度不均匀；❸消化道管壁褶皱。

因此，重要的是击发前确认：❶有无夹住胃小弯侧的脂肪组织和血管；❷刀片走行的终止点；❸十二指肠前壁的厚度是否均匀和有无褶皱。

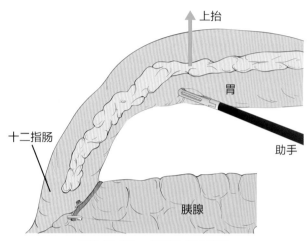

图2-7-27　术野形成示意图

注意事项 🏁

（四）完成：术野形成（图2-7-28）

【术野要点】

● 助手钳子夹持胃幽门部后壁中央，向正上方抬举。

● 牵拉使离断的十二指肠直线化。

● 隧道完成后，可以观察到胃小弯侧。

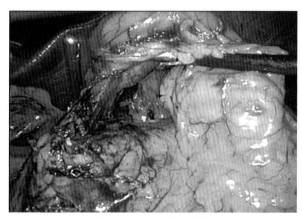

图2-7-28　术野形成

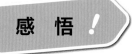

法则1　使用吻合器的注意事项

（1）消化道管壁厚度均匀。

（2）吻合钉的高度。

（3）去除妨碍吻合钉B字成形的因素。

法则2　妨碍吻合钉B字成形的因素

（1）神经纤维。

（2）消化道管壁的厚度不均匀（溃疡瘢痕、憩室等）。

（3）消化道管壁的皱褶。

法则3　吻合口（缝合部位）出血的原因

（1）B字形成钉不确实。

（2）卷入其他组织。

（3）吻合钉脱落。

感悟！

"不会导致缺血的精密吻合线。"

　　尽管用3排吻合钉闭合消化道，但也能维持良好的血供，由此可以感到研发吻合器设计者的设计理念和用意。虽然手术器械设计者位于手术现场之外，也希望术者进行手术操作的实践时，能理解器械设计者的本意。

（译者：杨斌，韩方海）

五、术者拟确认胃左动（静）脉根部

> **目标** 掌握确认（处理）胃左动（静）脉根部所需术野的操作

A配布（参照p29）
（操作助手位于患者左侧）

准备

（一）形成术野前（图2-7-29）

- 完成离断十二指肠。
- 可以观察到胰腺、胰腺上缘及肝脏的尾状叶。
- 尚未伸展胃胰皱襞。
- 向胃左动静脉的手术入路。
- 胃左静脉走行存在亚分型，在清扫No.8a、No.12a淋巴结时可能需要处理。

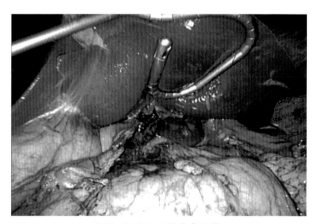

图2-7-29　形成术野前

进行时

（二）练习题

问题1　处理胃左动（静）脉时，需要展开什么样的术野？

问题2　图2-7-30为胃胰皱襞胃左动脉水平的矢状断面图，图中①～④分别表示什么结构？

问题3　要伸展胃胰皱襞，应夹持哪个部位？向何方向牵拉（图2-7-31）？

【夹持部位】

A. 胃角部小弯侧胃壁

B. 胃胰皱襞中的胃左动脉

C. 胃胰皱襞中的脂肪组织

【牵拉方向】

a. 向头侧牵拉

b. 向正上方牵拉

c. 向患者左侧牵拉

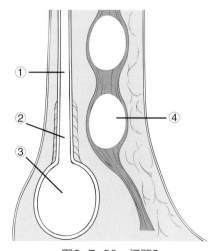

图2-7-30　问题2

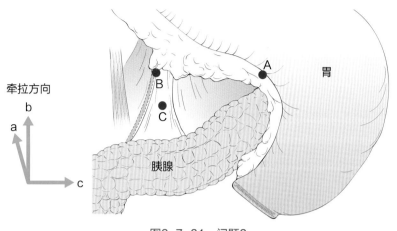

图2-7-31　问题3

问题4　叙述在处理胃胰皱襞右侧和左侧时，展开术野的技巧。

（三）这样操作可以获得良好的术野（解答）

解答1　处理胃左动（静）脉时所需要的术野

胃左动脉是腹主动脉和腹腔动脉的直接分支。胃切除是切离胃和后腹膜腔的操作。采用经胃胰皱襞的手术入路，处理包绕胃的营养血管中最粗的血管即胃左动脉时，身心易紧张。展开索状结构术野重要的是：**❶垂直位置；❷夹持部位、牵拉方向、适当的力度；❸根据纤维组织的特性进行分离**。要求形成可展开包绕胃左动静脉的半岛状胃胰皱襞的术野。

解答2　胃胰皱襞半岛状的结构（**图2-7-32**）

胃胰皱襞被腹膜包绕成半岛状。半岛的右侧前端是胃左动静脉所在的位置。半岛的右头侧是附着在右侧膈肌脚的脂肪组织，左侧是附着在左侧膈肌脚的脂肪组织。胃左动脉存在于邻近半岛右侧的腹膜。

胃左动脉的左侧存在No.7淋巴结。需要理解好胃胰皱襞的膜和血管的位置关系。

➡ 【①**胃左动脉**，②**腹腔动脉**，③**腹主动脉**，④**No.7淋巴结**】

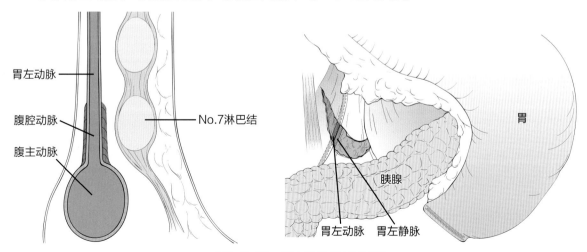

图2-7-32　胃左动脉解剖示意图

解答3 伸展胃胰皱襞的术野形成法（图2-7-33）

胃胰皱襞可以看作索状结构，操作中重要的是适度地伸展胃胰皱襞，形成垂直位置的索状结构。助手夹持胃左动脉的胃侧，可以形成良好的术野。

➡ **【夹持部位选择B，牵拉方向选择b】**

为避免胃胰皱襞左侧因胃的遮挡而难以看到，可事先插入一块纱布在胃胰皱襞左侧和胃后面之间。

解答4 处理胃左动（静）脉的要点

处理胃胰皱襞右侧时，把胃胰皱襞的垂直轴稍稍倒向左边，可以确保良好的术野。相反，处理胃胰皱襞左侧时，胃胰皱襞的垂直轴可以稍稍倒向右侧。调整垂直面的**方向、倾斜、张力**，留心形成的术野。

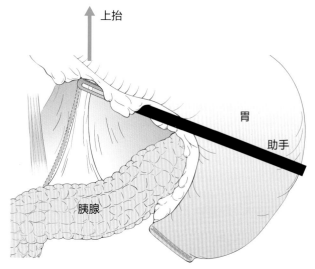

图2-7-33 伸展胃胰皱襞

（四）完成：术野形成（图2-7-34）

【术野要点】

● 垂直牵拉含有胃左动（静）脉的胃胰皱襞。

● 胃胰皱襞呈半岛状。

● 通过上抬、拉伸胃胰皱襞，容易观察到胰腺上缘。

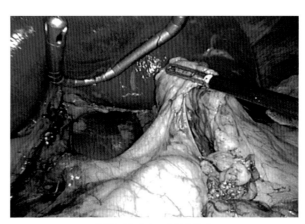

图2-7-34 术野形成

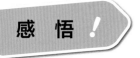
法 则 !

法则1　胃的索状结构内容结构

（1）包绕神经和血管的索状物。

（2）胃网膜左、右动静脉。

（3）胃左、右动静脉。

法则2　胃的索状结构的术野形成和分离

（1）选择基本垂直位置。

（2）实时调整索状结构的夹持位置、牵拉方向、牵拉力度。

（3）关注纤维组织的特性（疏密和走行）。

法则3　显露胃左动脉根部的方法

（1）伸展、上抬胃胰皱襞形成术野（夹持动脉）。

（2）切开右侧膈肌脚上缘的腹膜，确定胃左动脉根部。

（3）U字形切开胃胰皱襞的附着部位，分离胃左动脉的左侧。

感 悟 !

"构筑立体映像展开术野。"

将手术野的立体构筑比喻成常见的日常物品更容易理解，胃幽门下区域是斜面结构，胃胰皱襞是半岛状结构。

如何显示这些立体结构与助手的能力有关。需要提高助手能力！

（译者：杨斌，陈志涛，韩方海）

六、术者拟清扫No.8a淋巴结

目标 掌握清扫No.8a淋巴结时所需术野的形成方法

A配布（参照p29）
（操作助手位于患者左侧）

准备

（一）形成术野前（图2-7-35）

- 离断十二指肠，可以观察到胰腺上缘。
- 观察十二指肠断端，可以确认胃十二指肠动脉。
- 胰腺上缘作为色调不同的结构可以被观察到。

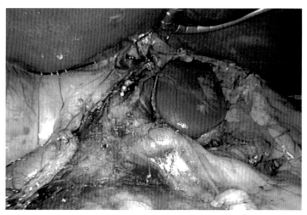

图2-7-35　形成术野前

进行时

（二）练习题

问题1 胰腺上缘的手术入路有两种方法：术者位于患者右侧，从肝总动脉的右侧开始向中枢侧进行分离的穹隆开放法（图2-7-36A）；术者位于患者两腿之间，掀起胰腺上缘到头侧的平板进行淋巴结清扫的平板法（图2-7-36B）。这两种方法分别是如何进行操作的？叙述其特征。

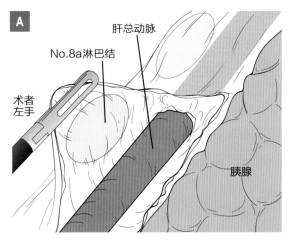

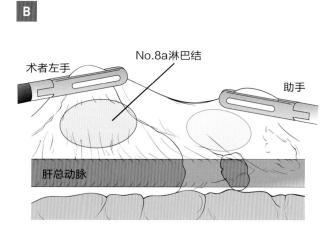

图2-7-36　问题1

问题2 位于患者两腿之间用平板法进行No.8a淋巴结清扫时，起始部位哪里合适（图2-7-37）？

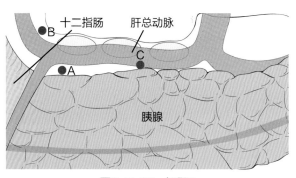

图2-7-37 问题2

【清扫No.8a淋巴结的起始点】

A. 肝总动脉、胃十二指肠动脉、胰腺上缘围成的三角形部位的右侧

B. 肝十二指肠韧带的肝固有动脉左侧

C. 胰腺上缘No.8a淋巴结的中央附近

问题3 选择用平板法进行No.8a淋巴结清扫时助手钳子的夹持位置和牵拉方向（图2-7-38）。

【夹持部位】

A. 预定分离部位的左头侧腹膜

B. 预定分离部位的右头侧腹膜

C. 胃胰皱襞

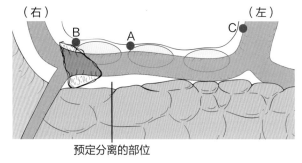

预定分离的部位

图2-7-38 问题3

【牵拉方向】

a. 上方稍稍右侧

b. 上方

c. 上方稍稍左侧

问题4 平板法形成术野时最应该注意的事项是什么？

（三）这样操作可以获得良好的术野（解答）

解答1 清扫No.8a淋巴结时的平板法和穹隆开放法

No.8a淋巴结位于胰腺上缘，是被腹膜包绕的肝总动脉周围的淋巴结，其分布不像后腹膜的淋巴结那样呈放射状，而是与肝总动脉的走行一致，并且神经网状分布在淋巴结周围。平板法是利用包裹肝总动脉的神经鞘外侧疏松组织，"掀起"包含No.8a淋巴结的板进行分离的方法，即在胰腺上缘直线状切开包裹No.8a淋巴结的腹膜，到达包绕肝总动脉神经鞘的外侧层次，将胰腺上缘比作板的一边，从胰腺上缘向头侧"掀起"板状结构进行分离。通过这样的操作，板状摘除包含No.8a淋巴结的组织（板状法）。进行此操作时，最需要注意的是夹持的组织不能有动脉和胃壁，稍用力过度就会彻底撕裂组织。

而穹隆开放法则是从患者的右侧进行No.8a淋巴结清扫。在包绕肝总动脉神经鞘的外侧进行分离，与平板法相同，从No.8a淋巴结右侧开始，依次在胰腺上缘和包绕肝总动脉的神经鞘以及淋巴结组织之间，向中枢侧进行分离。

➡【A：穹隆开放法，B：平板法】

解答2 开始清扫No.8a淋巴结（平板法）时的术野形成

平板法如**图2-7-39**所示，从肝总动脉、胃十二指肠动脉及胰腺上缘组成的三角地带开始分离。这个部位是少血管区，用分离钳子可较容易地进行分离。追踪胃十二指肠动脉的同时，确认肝总动脉壁。这时术者的左手钳子也同时夹持上述三角地带的腹膜并上抬，形成术野。

➡ 【选择A】

解答3 平板法清扫淋巴结的术野形成（图2-7-40）

确认肝总动脉壁后，术者确认胰腺上缘平板的附着部位，进行分离。术者左手钳子和助手钳子夹持包绕No.8a淋巴结的腹膜，形成垂直面。同时夹持腹膜和腹膜下脂肪组织。助手的夹持位置是预定分离部位的左侧正上方，稍稍向左上方轻轻牵拉。

➡ 【夹持部位选择A，牵拉方向选择c】

解答4 平板法助手钳子的注意事项

术者右手钳子抵压在向头侧的平板上进行分离，此时术者与助手的牵拉力相反，组织有时会被撕裂。所以，夹持位置和夹持方向，以及夹持组织量的多少是很重要的。

注意事项 🏁

（四）完成：术野形成（图2-7-41）

【术野要点】

●从肝总动脉、胃十二指肠动脉及胰腺上缘构成的三角部位开始清扫No.8a淋巴结（**图2-7-41A**）。

●平板法通过与术者的左手钳子协调操作，轻轻牵拉使分离平面形成垂直平板（**图2-7-41B**）。

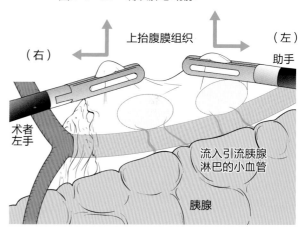

图2-7-39 确认肝总动脉

上抬腹膜组织

（右）　　　　　　　　　　（左）
　　　　　　　　　　　　　助手

术者
左手

流入引流胰腺
淋巴的小血管

胰腺

图2-7-40 清扫No.8a淋巴结（平板法）

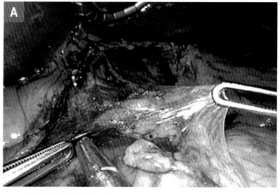

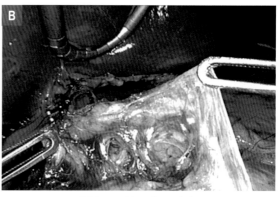

图2-7-41 术野形成

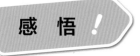

法则1　需要进行分离操作的情况

（1）生理性融合层。

（2）粘连部位。

（3）血管显露和淋巴结清扫。

法则2　开始分离的部位

（1）无（少）血管区。

（2）结缔组织疏松的部位。

（3）凹陷部位。

法则3　清扫No.8a淋巴结（平板法）的顺序

（1）从肝总动脉、胃十二指肠动脉、胰腺上缘组成的三角开始手术入路。

（2）上抬包绕No.8a淋巴结的腹膜，多处切开胰腺附着部位。

（3）向头侧的平板分离。

感　悟 !

"清扫No.8a淋巴结的术野形成：术者和助手的协调操作。"

"术者和助手的协调操作"中最重要的是"力度状态的协调"。在No.8a淋巴结清扫（平板法）中，术者右手钳子推压组织，进行组织分离，而助手为了维持术野（平板垂直位置）牵拉组织。No.8a淋巴结清扫（平板法）重要的是术者和助手力度状态的协调！

（译者：韩方海，杨斌）

七、术者拟清扫No.12a淋巴结

目标 **掌握清扫No.12a淋巴结时所需术野的形成方法**

A配布（参照p29）
（操作助手位于患者左侧）

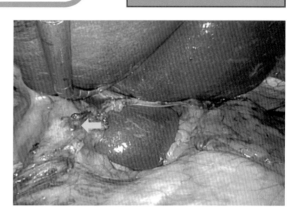

准备

（一）形成术野前（图2-7-42）

- 考虑要进行No.12a淋巴结清扫。
- 可以观察到肝十二指肠韧带。
- 可见胃右动脉根部的夹子。

图2-7-42 形成术野前

进行时

（二）练习题

问题1 **图2-7-43为肝固有动脉中央部分的肝十二指肠韧带的横断面。记号A～D分别表示什么结构？**

问题2 **为形成分离肝固有动脉分叉附近的术野，助手钳子应夹持哪个部位？向何方向牵拉（图2-7-44）？**

【夹持部位】

A. 肝固有动脉分叉旁边内侧的腹膜断端

B. 胃右动脉的切断端

C. 肝固有动脉分叉旁边外侧的腹膜断端

【牵拉方向】

a. 向上方右侧牵拉

b. 向患者左侧牵拉

c. 向上方左侧牵拉

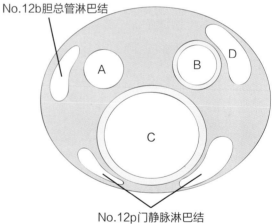

No.12b胆总管淋巴结

No.12p门静脉淋巴结

图2-7-43 问题1

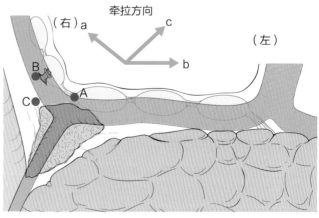

牵拉方向

（右）a　　c

（左）

b

图2-7-44 问题2

问题3 在肝十二指肠韧带中央部，从肝固有动脉清扫No.12a淋巴结时，助手的钳子应夹持哪个部位？向何方向牵拉（图2-7-45）？

【夹持部位】

A．No.12a淋巴结

B．覆盖No.12a的腹膜

【牵拉方向】

a. 向头侧牵拉

b. 向正上方牵拉

c. 向内侧牵拉

d. 向尾侧牵拉

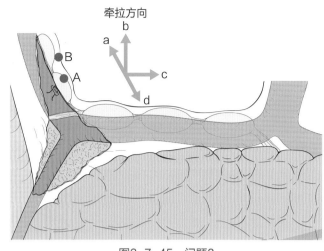

图2-7-45　问题3

问题4 清扫No.12a淋巴结形成术野时有哪些注意事项？

（三）这样操作可以获得良好的术野（解答）

解答1　清扫No.12a淋巴结时应该了解的解剖结构

No.12a淋巴结是位于肝固有动脉内侧的淋巴结，其特征是：❶淋巴结与肝固有动脉及门静脉之间没有淋巴管和小血管相联系；❷淋巴管的走行主要与肝固有动脉的走行一致；❸与No.8a淋巴结有联系，在肝固有动脉分叉旁边有连接No.8a淋巴结和门静脉的小脉管束穿过。要求灵活运用这些来形成术野。

➡【A：胆总管，B：肝固有动脉，C：门静脉，D：No.12a（肝动脉）淋巴结】

解答2　开始清扫No.12a淋巴结时的术野形成（图2-7-46）

清扫No.12a淋巴结的顺序：❶分离肝固有动脉分叉部的左侧；❷分离胃右动脉分叉部旁边的肝固有动脉左侧；❸切断流入和流出No.8a淋巴结的小脉管束。通过术者左手钳子和助手钳子，夹持肝十二指肠韧带的十二指肠侧断端附近的腹膜，展开为水平结构，进而切开肝固有动脉前面的腹膜。

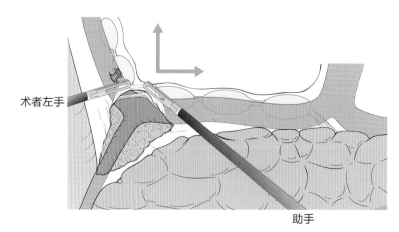

图2-7-46　术野形成示意图

➡ 【夹持部位选择A，牵拉方向选择c】

解答3　清扫No.12a淋巴结时展开术野（图2-7-47）

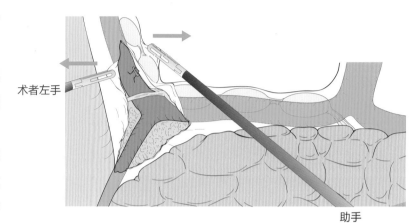
术者左手　助手

图2-7-47　清扫No.12a淋巴结

No.12a淋巴结与肝固有动脉和门静脉之间没有交通支。术者是在肝固有动脉左侧缘和No.12a淋巴结之间进行分离，因此，助手夹持覆盖No.12a的腹膜（肝十二指肠韧带内侧），轻轻地向内侧牵拉，使肝固有动脉和周围组织的界限清晰，这样可以形成良好的术野。

➡ 【夹持部位选择B，牵拉方向选择c】

解答4　清扫No.12a淋巴结展开术野时的注意事项

清扫No.12a淋巴结展开术野时最应该注意的是：因为夹持的是腹膜组织，牵拉力度过大有撕裂组织的危险。因此，要求进行精细的操作，夹持幅度要小，重要的是需要精确调节夹持和牵拉力度。

另外，灵活运用解剖学知识也非常重要。在肝固有动脉分叉部附近存在和No.8a淋巴结相连的小脉管，如果这条血管受到损伤，止血有时会变得困难。因此，牵拉组织时必须注意夹持力度和牵拉力度。

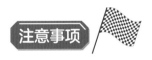
注意事项

（四）完成：术野形成（图2-7-48）

【术野要点】

● 清扫No.12a淋巴结时，对No.8a淋巴结引流的小脉管束进行"跨越—连接"，再进行切断操作。因此，要求形成肝侧和肝固有动脉分叉附近2个部位的术野。

● 如图所示，为了进行肝侧No.12a淋巴结清扫，助手向内侧牵拉同部位的腹膜，使淋巴结和肝固有动脉之间的分离变得容易操作。

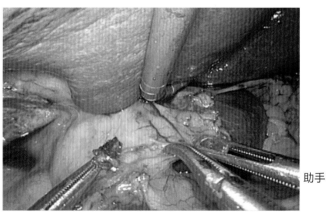
术者左手　　　　　　　　　术者右手　　助手

图2-7-48　术野形成

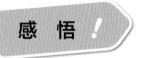

法则1 要求外科医生掌握的结缔组织知识

（1）结缔组织的疏松部位。

（2）纤维组织的走行。

（3）神经纤维丰富的结缔组织部位。

法则2 开始分离的部位

（1）无（少）血管区。

（2）结缔组织疏松的部位。

（3）凹陷部位。

法则3 清扫No.12a淋巴结的步骤

（1）分离肝固有动脉分叉部的左侧。

（2）分离胃右动脉分叉部位附近的肝固有动脉左侧。

（3）切断流入和流出No.8a淋巴结的小脉管束。

感 悟

"难以理解的手术部位的连续性。"

由于粘连和解剖学的特殊性，有时难以了解层和面的连接。应首先进行开始分离区域和接近最终目标部位的分离，可以发现其中的联系。

"连接"操作在手术中也非常有用。

（译者：韩方海）

八、术者拟清扫No.11p淋巴结

目标　掌握No.11p淋巴结清扫时所需术野的形成方法

A配布（参照p29）
（操作助手位于患者左侧）

准备

（一）形成术野前（图2-7-49）

- 尚未开始处理胃胰皱襞。
- 根据不同色调，可以确认胰腺上缘。
- 患者的胃胰皱襞左侧能看见小网膜覆盖。

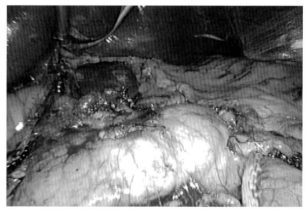

图2-7-49　形成清扫No.11p淋巴结术野前

进行时

（二）练习题

问题1　叙述No.11p淋巴结清扫的操作步骤。

问题2　要形成确认脾动脉分叉部、开放胃左动脉左侧、切开腹主动脉前面的术野，助手应夹持哪个部位，向何方向牵拉？还有什么其他技巧（图2-7-50）？

【夹持部位】

A. 胃角部小弯胃壁旁边的脂肪组织

B. 胃胰皱襞内的胃左动脉

C. 胃胰皱襞的脂肪组织

【牵拉方向】

a. 向头侧牵拉

b. 向正上方牵拉

c. 向患者左侧牵拉

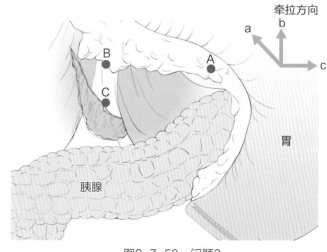

图2-7-50　问题2

问题3　分离腹主动脉侧面—Gerota筋膜前面时，除了问题2中的助手钳子，术者的左手钳子应夹持哪个部位？向何方向牵拉（图2-7-51）？

【夹持部位】

　A. 胃左动脉

　B. 胃体部后壁

　C. 压迫胰腺表面（不夹持）

　D. 胃胰皱襞左侧的腹膜

【牵拉方向】

　a. 向正上方牵拉

　b. 向内侧上方牵拉

　c. 向外侧上方牵拉

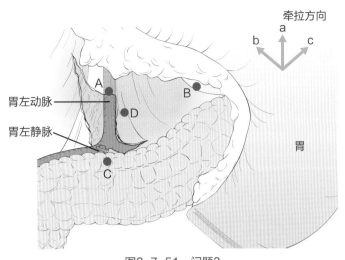

图2-7-51　问题3

问题4　若从脾动脉开始清扫No.11p淋巴结，问题3的夹持部位和牵拉方向将如何改变？

问题5　叙述使用纱布、纱布球等展开术野的技巧。

（三）这样操作可以获得良好的术野（解答）

解答1　叙述关于清扫No.11p淋巴结的步骤

清扫No.11p淋巴结由3个步骤组成，根据每一个步骤要求展开相应的术野。

❶显露胃左动脉根部的左侧；❷分离腹腔动脉左侧→分离腹主动脉头侧和左侧→分离Gerota筋膜前面（"压转胰腺"）；❸在中枢侧确认脾动脉和清扫No.11p淋巴结。手术团队全体成员应理解这些步骤，以便形成良好的术野。

解答2　**步骤1：助手展开术野（图2-7-52）**

步骤1是"显露胃左动脉根部的左侧"。具体操作是：**❶确认脾动脉分叉部；❷切开胃左动脉左侧；❸确认腹腔动脉**。此步骤要求术野维持胃胰皱襞在垂直位置，呈伸展状态。助手夹持胃胰皱襞内的胃左动脉，向正上方抬起。

➡ 【夹持部位选择B，牵拉方向选择b】

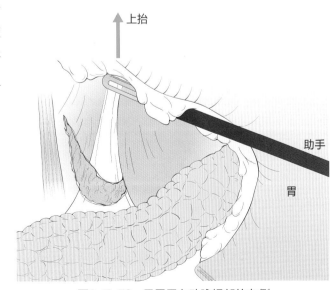

图2-7-52　显露胃左动脉根部的左侧

解答3　步骤2：术者左手展开术野（图2-7-53）

步骤2是"分离腹腔动脉左侧→分离腹主动脉头侧和左侧→分离Gerota筋膜前面"。助手钳子的夹持部位和牵拉方向基本上与步骤1相同。术者左手的钳子夹持从胃左动脉分离下来的胃胰皱襞左侧的腹膜，向外侧上方牵拉，这样可容易展开Gerota筋膜前面的术野。

➡**【夹持部位选择D，牵拉方向选择c】**

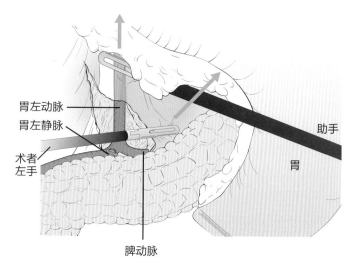

图2-7-53　展开Gerota筋膜前面

解答4　步骤3：术者左手展开术野

步骤3是"确认中枢侧的脾动脉和清扫No.11p淋巴结"。步骤2夹持胃胰皱襞左侧腹膜的钳子稍稍移动到脾动脉附近，垂直向上抬起，牵拉腹膜。一边确认脾动脉，一边用慢凝模式向脾脏方向进行分离。时刻注意小心夹持分离部位附近的腹膜。

解答5　用纱布和纱布球等展开术野的技巧

处理步骤1胃胰皱襞的左侧时，有时胃体部会妨碍术野，可事先在胃体部后壁和胰腺之间放入一块纱布，以确保术野形成。另外，步骤2"压转胰腺"，也可以采取使用纱布球轻轻向尾侧压迫胰腺表面的方法。

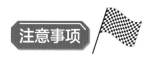

（四）完成：术野形成（图2-7-54）

【术野要点】

● 胰腺前面和胰腺后面的膜融合形成胃胰皱襞左侧的腹膜。

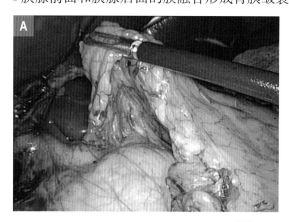
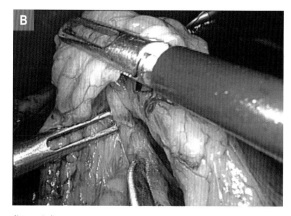

图2-7-54　术野形成

● 助手夹持并上抬胃胰皱襞中的胃左动脉，伸展胃胰皱襞（**图2-7-54A**）。

● 术者夹持胃胰皱襞左侧的腹膜，向远离后腹膜的方向牵拉"翻转胰腺"。

● 清扫No.11p淋巴结时，术者的左手钳子夹持紧靠胰腺上缘的腹膜（结缔组织），将其上抬（**图2-7-54B**）。

法　则！

法则1　要求外科医生掌握的血管知识

（1）血管的局部解剖（和膜的关系）。

（2）血管的分支和方向（也包括亚型）。

（3）无（少）血管区。

法则2　清扫No.11p淋巴结的步骤

（1）显露胃左动脉根部左侧。

（2）腹腔动脉左侧→腹主动脉左侧→Gerota筋膜前面（"掀起"胰腺上缘）。

（3）确认中枢侧的脾动脉和清扫No.11p淋巴结。

法则3　清扫No.11p淋巴结时的注意事项

（1）避免损伤胰腺。

（2）避免能量器械损伤脾动脉壁（延迟性动脉瘤）。

（3）避免切断脾动脉。

感　悟！

"手术操作是有步骤的，要根据步骤展开相应的术野。"

胃幽门下操作和清扫No.11p淋巴结，都由3个步骤组成。注意术者在进行哪个步骤，根据相应的步骤展开术野。

（译者：韩方海，杨斌）

九、术者拟清扫No.1、No.3淋巴结

目标 掌握清扫No.1、No.3淋巴结所需术野的形成方法

A配布（参照p29）
（操作助手在患者左侧）

准备

（一）形成术野前（图2-7-55）

● 腹腔内操作，仅剩下后续的No.1、No.3淋巴结清扫。

● 如图所示，胃回归到原来位置。

● 可观察胃上部前面。

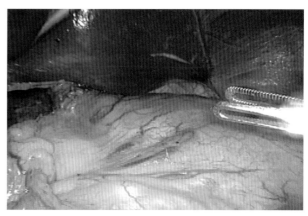

图2-7-55　形成术野前

进行时

（二）练习题

问题1 描述胃小弯上部的膜结构，并说明何为"无浆膜区"。

问题2 开始清扫No.1、No.3淋巴结时，若从前面开始手术入路（水平法），如何形成术野？助手的夹持部位和牵拉方向如何（图2-7-56）？

【夹持部位】

A. 胃上部分离部位旁边的胃小弯前壁

B. 胃上部分离部位旁边的脂肪组织

C. 胃上部分离部位对侧的胃大弯前壁

【牵拉方向】

a. 向患者左侧牵拉

b. 向正上方牵拉

c. 向患者右侧牵拉

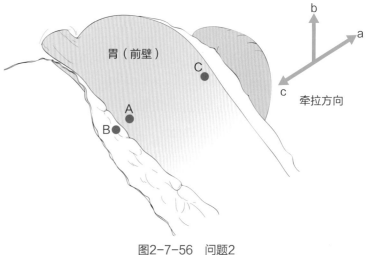

图2-7-56　问题2

问题3 如何形成从胃后面开始清扫No.1、No.3淋巴结的术野（垂直法）？ 术者的左手钳子夹持头侧（No.1淋巴结旁边）上抬时，助手钳子的夹持部位和牵拉方向如何（图2-7-57）？

【夹持部位】

A. 胃上部分离部位旁边的胃小弯后壁

B. 胃上部分离部位旁边的脂肪组织（胃左动脉支）

【牵拉方向】

a. 向患者左侧上方牵拉

b. 向尾侧上方牵拉

c. 向患者右侧上方牵拉

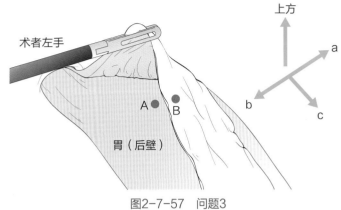

图2-7-57 问题3

问题4 分离方向前壁是尾侧—头侧，后壁是头侧—尾侧。随着分离的进行，如何调整夹持部位和牵拉方向？

（三）这样操作可以获得良好的术野（解答）

解答1 胃小弯上部的膜结构

在胃小弯上部，胃前壁的浆膜（腹膜）和胃后壁的浆膜（腹膜）呈帐篷状，融合形成小网膜。帐篷的底面即胃小弯部分没有浆膜覆盖，这个部位称为"无浆膜区"。形成帐篷状的浆膜（腹膜）中有胃左动脉上行支和同名静脉，且No.1、No.3淋巴结也位于其中。

清扫No.1、No.3淋巴结的步骤：首先，在胃分界部位从尾侧开始向食管胃结合部进行，切断与胃壁相连的腹膜。然后，从食管胃结合部开始向尾侧进行，切断连接胃后壁的腹膜。途中切断迷走神经。

解答2 从前壁清扫No.1、No.3淋巴结时的术野形成（图2-7-58）

用水平法切断与胃前壁相连的腹膜，即胃恢复到通常的位置，术者的左手钳子夹持切开附近的小网膜，向患者右侧牵拉。同时助手钳子夹持切开附近的胃前壁，向患者左侧牵拉。

➡ 【夹持部位选择A，牵拉方向选择a】

解答3 从后壁清扫No.1、No.3淋巴结时的术野形成（图2-7-59）

用垂直法切断与胃后壁相连的腹膜。一方面，术者的左手钳子夹持、上举分离部位附近

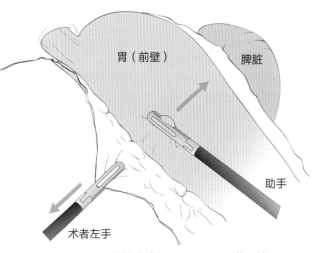

图2-7-58 从前壁清扫No.1、No.3淋巴结

的小网膜。另一方面，助手钳子夹持其尾侧，将小网膜垂直立起呈板状。术者用右手的超声刀从胃壁分离小网膜。

➡【夹持部位选择B，牵拉方向选择b】

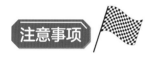 根据分离操作（后壁侧）形成术野

膜状结构的术野形成基本是：❶伸展形成膜（水平或者垂直）；❷给予膜适当的牵拉力；❸膜面的方向性（切断和分离）。

清扫No.1、No.3淋巴结时的进行方向，胃前壁是尾侧—食管胃结合部，胃后侧是食管胃结合部—尾侧。按照进行的情况，移动夹持部位。一般的牵拉方向为：❶面状结构是切断方向和水平方向的牵拉，索状结构是垂直方向的牵拉；❷远离脏器方向的牵拉；❸分离方向的牵拉。在No.1、No.3淋巴结清扫时，重要的是把小网膜当作一个面状结构，向分离方向牵拉。

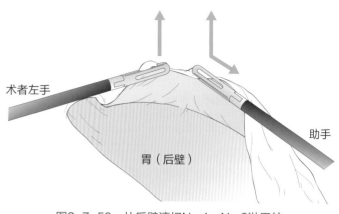

图2-7-59　从后壁清扫No.1、No.3淋巴结

注意事项

（四）完成：术野形成（图2-7-60）

【术野要点】

●清扫No.1、No.3淋巴结时的术野形成，前壁的手术入路使用水平法（图2-7-60A）。

●清扫No.1、No.3淋巴结时的术野形成，后壁的手术入路使用垂直法（图2-7-60B）。

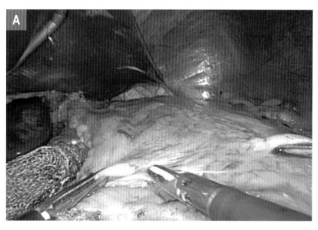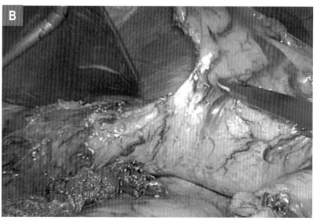

图2-7-60　术野形成

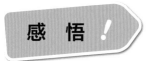

法则1　胃的膜状结构

（1）大网膜、小网膜。

（2）胰头部前面的生理性融合层。

（3）淋巴结清扫（No.4sb、No.4d，No.1、No.3）。

法则2　胃的膜状结构的术野形成和微调整

（1）拉伸形成膜（基本是水平位、垂直位）。

（2）给予膜适当的张力。

（3）注意膜面的方向性（切断和分离）。

法则3　切断膜状结构

（1）确认膜的表、里。

（2）优势侧钳子与切断膜的面呈平行方向。

（3）预定切开线与优势侧钳子的方向一致。

感　悟

"胃的手术从膜开始，以膜结束。"

胃上部小网膜由胃前壁的浆膜和胃后壁的浆膜融合而形成，因此清扫No.1、No.3淋巴结从胃前壁和胃后壁开始手术入路。腹腔镜下胃切除术也是从膜开始，以膜结束。

在清扫No.1、No.3淋巴结时可深刻体会"膜处理"的内涵。

（译者：韩方海，杨斌）

第三章

术者的手术操作培训

白石宪男

第一节 术者左手（非优势手）和右手（优势手）的基本操作

腹腔镜下胃切除术的基本手术操作包括：❶切开操作；❷分离操作；❸处理血管操作。手术开始时，在助手先辅助形成动态术野的基础上，术者左手（非优势手）用钳子进行术野微调整，右手（优势手）用钳子或能量器械等进行手术操作。

（一）腹腔镜下胃切除术要求术者具备的解剖学知识

手术是"和组织交流"，因此，要求术者具备处理血管（淋巴管）和结缔组织的知识。

- 要求外科医生掌握的血管解剖学知识：❶**血管的局部解剖（和膜的关系）；❷血管的分支及其变异亚型；❸无（少）血管区。**

- 事先了解血管局部解剖：胃网膜左动脉在胃结肠韧带的网膜囊侧，胃左动脉在胃胰皱襞的内侧。

- 关于血管分支，事先确认胃网膜右动脉和幽门下动脉之间有无吻合支。

- 无血管区域包括：❶**紧靠十二指肠球部上方的区域；❷肝总动脉、胃十二指肠动脉、胰腺上缘围成的三角形区域；❸互相粘连的结构和生理性融合。**

法则1　外科医生需要的血管知识

（1）血管的局部解剖（和膜的关系）。

（2）血管的分支和方向（亚型）。

（3）无（少）血管区。

法则2　外科医生需要的淋巴管知识

（1）淋巴管的走行（偏在性，放射线状）。

（2）淋巴引流（上方、下方）。

（3）淋巴结的血流（流入血管、流出血管）。

法则3　要求外科医生掌握的结缔组织知识

（1）结缔组织的疏松部位。

（2）组织纤维的走行。

（3）神经纤维丰富的结缔组织部位。

（二）左手（非优势手）的基本操作

影响手术操作难度的因素中，最重要的是利用左手的钳子对术野进行微调整。如何实时切断、分离、处理血管。操作要求：❶**伸展待处理平面；❷将术野摆在正确的平面；❸保持术野静止（与右手的力量协调）。**

法则1　术者左手钳子微调整术野

（1）伸展的面（夹持部位）。

（2）面的方向性（牵拉方向）。

（3）静止的术野（和右手钳子力度协调）。

- 进行术野微调整时，重要的是意识到矢量问题：❶夹持部位在哪；❷向哪个方向牵拉；❸以多大力度牵拉。
- 夹持部位原则上应该位于待处理部位的附近，确认右手钳子对组织的力度大小，以避免用力过大造成组织损伤。
- 牵拉方向的根本原则：❶**远离后腹膜方向**；❷**远离脏器的方向**；❸**分离组织的方向**。
- 牵拉力度是需要经验的。左手钳子的牵拉力度受右手作用于组织力度的大小、组织脆性等影响，因此需要经验。
- 进行这样的术野微调整时，需进行摆旗操作、翻转操作，努力形成最适术野。

> ### 法则2　形成术野的牵拉方向
> （1）远离后腹膜的方向（上抬）。
> （2）远离脏器的方向。
> （3）分离的方向。

（三）右手（优势手）的基本操作

右手进行分离钳子的分离，能量器械的凝固、切开、处理血管，缝合和吻合操作。需根据组织的特性和手术器械的特点仔细地进行操作。

■分离操作

- 在腹腔镜胃切除术中，需要进行分离操作的是：❶**生理性融合层**；❷**粘连部位**；❸**血管的显露和淋巴结清扫**。
- 分离操作的起始部位：❶**无（少）血管区域**；❷**组织疏松的部位**；❸**凹陷的部位**。
- 分离操作的要领，与左手钳子保持平衡力度的同时，进行：❶**伸展分离面（张力）**；❷**保持分离面的方向（和分离钳方向垂直）**；❸**顺着组织的纤维方向进行分离操作**。

■超声刀装置

- 超声刀是将刀片的振动摩擦转变成热能，使组织变性、凝固或切断组织的一种手术设备。
- 工作刀头与组织握力大小程度，超声刀头的刀口夹持幅度，都会影响凝固、切

> ### 法则1　使用钳子分离
> （1）开脚操作（原则上和纤维走行垂直相交）。
> （2）钳嘴闭合上下移动。
> （3）插入操作。

> ### 法则2　使用超声刀的要领（刀片密合法）
> （1）夹闭。
> （2）扭转。
> （3）牵拉。

> ### 法则3　处理血管的基本原则
> （1）关注血管的特征（解剖学位置、走行、亚型）。
> （2）为显露血管来形成术野和分离。
> （3）完全封闭血管。

开的效率。

- 根据**组织厚度、组织硬度（结缔组织的量）、液体成分（如出血等）**选择合适的刀头夹持幅度。清扫淋巴结时，用慢凝模式进行有效的凝固、切开。

■封闭血管系统

- 面通电的双极电极，重要的是电极与组织面的均匀接触对合。
- 需要封闭的血管处于双极电凝止血范围内。

■处理血管

- 处理血管时需注意：❶**主要血管的解剖位置**；❷**血管（分支）的走行**；❸**分支血管的变异亚型**。
- 腹腔干的分支有多种亚型（Adachi分类）。
- 术前应常规做腹部CT平扫+增强，确认肝总动脉的位置和胃右动脉的起始分叉部位。

> **法则4　右手和左手的协调操作**
>
> （1）分离、切断的操作顺序：左手进行微调整术野—静止术野—右手操作。
> （2）缝合操作，左右交互操作（单手，已经是单方辅助）。
> （3）操作部位静止的重要性（左右钳子力度的增减和组织的脆性）。

（四）右手和左手的协调操作

腹腔镜下手术，经常强调"左手和右手的协调操作"。实际上，多半按照顺序分别操纵左、右手钳子。要做到用左手钳子夹持组织、右手钳子分离组织时，把握左右钳子力度的平衡。有时缝合操作也必须操纵左右两把钳子，但其中一把钳子主要起协助作用。

（译者：韩方海，谭嘉男）

第二节　处理血管的基本方法1　寻找血管

- 腹腔脏器的血液供给来自后腹膜腔的腹主动脉分支血管。因此，胃切除术可以理解为切断后腹膜腔和胃之间联系的手术操作。

- 腹腔镜下胃切除术，当然也要求安全地处理血管。要求外科医生掌握相关的解剖知识：❶**血管局部解剖（和膜结构的关系）**；❷**血管的分支和走行（包括变异亚型）**；❸**无（少）血管区**。

- 血管局部解剖的规律："由于受组织发生影响，血管的移动、存在部位有特征性"。例如，胃网膜左动脉位于邻近网膜囊侧的腹膜，胃左动脉位于邻近胃胰皱襞内侧的腹膜。

- 根据目前的研究报道，我们知道腹腔干分支存在多个亚型（Adachi分类）。由于现在影像学的进步，可以把"CT影像作为手术设计图"来应用。手术前，先了解每个患者的血管图谱非常重要。

- 一直以来，手术时外科医生应该注意：❶**确切的止血操作**；❷**无菌操作**；❸**保护组织**。控制出血量在最小极限操作的要点是从无（少）血管区域入手，这就要求术者掌握无（少）血管区域在哪里。

- 表3-2-1、表3-2-2归纳了腹腔镜下远端胃切除术要处理的5条动脉、2条静脉的局部特征和显露方法。

表3-2-1　动脉的局部特征和显露方法

项目	胃网膜左动脉	胃网膜右动脉	幽门下动脉	胃右动脉	胃左动脉
血管的局部特征	位于胃结肠韧带的网膜囊侧	胃十二指肠动脉分支，没有同名静脉伴行	胃十二指肠动脉或者胃网膜右动脉分支，没有分支到十二指肠	为肝固有动脉，胃十二指肠动脉（肝总动脉）等分支，亚型多	邻近胃胰皱襞内侧的腹膜
显露方法	1. 从内侧（网膜囊）观察，即可辨认 2. 从外侧（大网膜）逐层分离，即可辨认系膜内动静脉	1. 向胃十二指肠动脉末梢追溯，确认胃网膜右动脉根部 2. 分离胰腺下缘，SMA上缘的脂肪组织，继续向胰腺表面进行分离，显露出动脉前面	不需要显露血管。集簇夹闭（从末梢入路保留幽门）	1. 从末梢追溯容易确认 2. 确认困难时，先行十二指肠离断	1. 从右侧膈肌脚上去切开胃胰皱襞内侧的腹膜可以确认 2. 向肝总动脉中枢侧进行分离，可以确认胃左动脉分叉部位

表3-2-2　静脉的局部特征和显露方法

项目	胃网膜右静脉	胃左静脉
血管的局部特征	在胰头表面，被胰前筋膜覆盖	和胃左动脉伴行，汇入脾静脉或者门静脉
显露方法	逐层分离胰头前面的生理性融合层，显露静脉	清扫No.8a淋巴结或处理胃左动脉时显露

（译者：韩方海）

第三节 处理血管的基本方法2 游离血管

腹腔镜下远端胃切除术的目的不仅是切除胃、处理血管根部，而且还需清扫淋巴结。处理血管的操作分为以下几个步骤：**❶分离血管周围的结缔组织，游离血管；❷封闭血管（夹闭，血管封闭系统）；❸切断血管。** 其中，最需要技术的操作是游离血管。

游离血管需要注意：**❶要游离的血管是动脉还是静脉；❷血管周围组织中是否存在其他小血管、神经等组织；❸血管是否存在分支。** 考虑到这些因素，我们来讲解一下胃切除时游离血管的要领。

（一）静脉

静脉有以下特点：**❶静脉壁薄；❷与动脉相比，静脉周围的组织和疏松部分的区域较窄；❸静脉血管分支的根部容易受到损伤。** 腹腔镜下胃切除术需要处理的静脉有胃网膜右静脉和胃左静脉。

■ **游离胃网膜右静脉后面（图3-3-1）**

处理被胰前筋膜覆盖的胃网膜右静脉时，术者用左手的钳子"轻轻夹持"静脉壁，向远离胰腺的方向稍稍牵拉，用右手的分离钳在静脉与胰腺之间进行小幅度的钟摆运动，慢慢地开窗捞取静脉，将静脉从胰腺表面游离。这时需要注意，分离血管部位的十二指肠侧有时存在从胰腺实质流入的细小静脉，易损伤出血。

■ **游离胃左静脉后面（图3-3-2）**

胃左静脉前方显露后，将进行胃左静脉后方的分离。术者用左手的无损伤钳夹持血管壁，向远离背侧组织的方向牵拉，用右手分离钳进行小幅度的钟摆运动，慢慢开窗，沿着静脉壁轻轻移动，分离出静脉。切开腹膜后，可以比较容易地捞取血管。捞取静脉后上下移动，可扩大开窗范围。

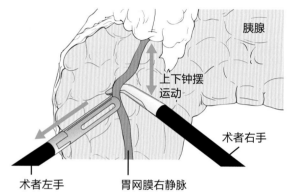

图3-3-1 游离胃网膜右静脉后面

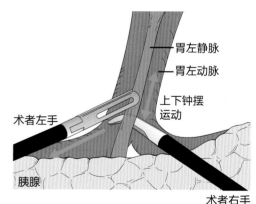

图3-3-2 游离胃左静脉后面

（二）动脉

腹腔镜下远端胃切除术需要切断5条动脉，包括：胃网膜左动脉、胃网膜右动脉、幽门下动脉、胃右动脉和胃左动脉。要求根据每条动脉的局部解剖学特点进行操作。

处理动脉时，重要的是术者左手钳子夹持待切断的动脉，使该动脉呈垂直位、伸展位的状态

（因为在分离动脉周围时，可以感知右手钳子的操作力度），右手操作根据组织特性，用分离钳和能量器械等进行处理。

■胃网膜左动脉，胃右动脉

胃网膜左动脉和胃右动脉，虽然有淋巴管伴行，但周围组织中没有神经和小血管等网状结构。因此，使用超声刀的工作刀头背切面，可以比较容易游离动脉。利用超声刀的工作刀头进行小幅度的钟摆运动，轻轻贴附动脉壁，可以在动脉壁与周围组织之间开窗。

■胃网膜右动脉（图3-3-3）

胃网膜右动脉和幽门下动脉有被膜包绕，内侧膜薄，外侧的膜（十二指肠下缘和胰腺上缘）比较厚、坚固。首先应切开这些膜，然后进行胃网膜右动脉前面结缔组织的分离，再进行胃网膜右动脉和幽门下动脉之间的分离。

胃网膜右动脉和幽门下动脉之间存在横向走行的小血管、淋巴管以及神经，没有直接的交通支，为了避免损伤这些结构，可用分离钳子进行水平方向的开窗操作，以便游离胃网膜右动脉。

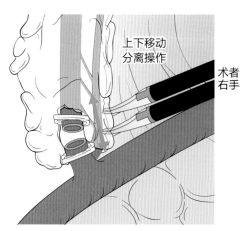

图3-3-3　游离胃网膜右动脉

■幽门下动脉（图3-3-4）

幽门下动脉和十二指肠球部之间没有血管、淋巴管及神经的交通支。另外，十二指肠壁的外侧是疏松的结缔组织。从包含幽门下动脉的结缔组织上分开十二指肠壁，用分离钳轻轻压迫十二指肠壁，进行小范围的上下运动（钟摆运动）分离，可容易开窗。幽门下动脉多有2～3个分支，可连同结缔组织一起夹闭，同时用超声刀凝固、切断。

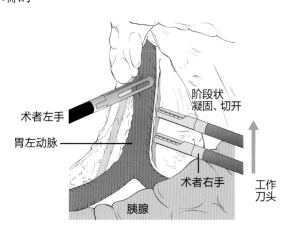

图3-3-4　游离幽门下动脉

■胃左动脉

胃左动脉被胃胰皱襞包绕，内侧邻接系膜（腹膜），外侧邻接No.7淋巴结。U字形切开半岛状胃胰皱襞前端的腹膜，可以观察到胃左动脉的右侧面。应先处理前面的脂肪组织（根据情况，处理胃左静脉），再处理胃左动脉的左侧。胃左动脉的左侧存在神经纤维、小血管以及小淋巴管等数个横行走行、斜形走行的管状结构。因此，应使用超声刀，用"水平方向夹起⇒凝固"方式，从根部向上方进行阶段状的凝固、切开，向纵长、内深部分离胃左动脉的左侧（图3-3-5）。

（译者：韩方海）

图3-3-5　游离胃左动脉

第四节 基本手术操作1
掌握套管穿刺器留置方法

目标 掌握套管穿刺器的留置部位和留置方法

准备

（一）放置套管穿刺器前（图3-4-1）

- 患者呈分腿仰卧位。
- 确认好剑突、肋弓、腹直肌外侧缘。
- 脐下部插入Hasson型套管穿刺器。
- 充入二氧化碳建立气腹，控制腹腔内压力为8～12 mmHg。

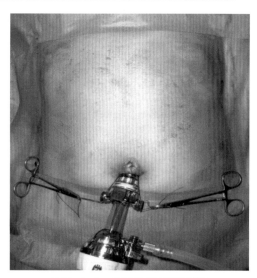

图3-4-1 放置套管穿刺器前

进行时

（二）练习题

问题1 在腹腔镜下手术中，常把操作钳子比作"杠杆运动"。哪些部位相当于杠杆的支点、作用点及力点？

问题2 钳子操作的理想支点（套管穿刺器的位置）应选择哪个（图3-4-2）？

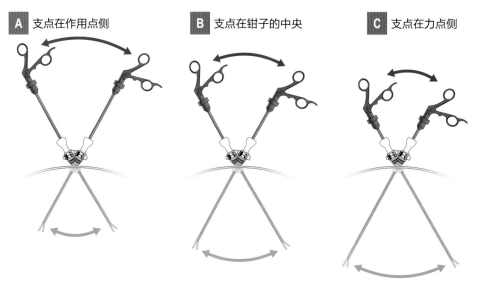

图3-4-2 问题2

问题3　在下图中标示出腹腔镜下远端胃切除术操作用套管穿刺器的位置（图3-4-3）。

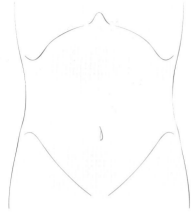

图3-4-3　问题3

问题4　选择可动性最好的操作用套管穿刺器插入时和腹壁的角度。

　　A. 向食管胃结合部方向（与腹壁斜向）

　　B. 与腹壁垂直

　　C. 无论与腹壁斜向或者垂直，可动性是相同的

（三）这样操作可易于留置套管穿刺器（解答）

解答1　腹腔镜下手术操作钳的"杠杆"运动（图3-4-4）

腹腔镜下手术，钳子的操作是以套管穿刺器为支点的"杠杆"运动。所谓作用点是手术操作的部位，力点是术者手的部位。腹腔镜下手术困难点之一便是通过"杠杆"运动进行操作，在"杠杆"运动中：**❶支点两侧的活动范围会存在差异；❷作用点是圆形轨迹的移动；❸由于以套管穿刺器为支点，支点在操作中会有微妙的移动。**

解答2　选择钳子的支点

作为作用点的手术操作部位和套管穿刺器的位置关系，决定钳子上支点的位置。如果支点位于钳子的中央，则腹腔内和腹腔外的力点和作用点移位距离相同，将便于操作。

作用点和支点的位置关系，即确定套管穿刺器的位置非常重要。

➡ **【选择B】**

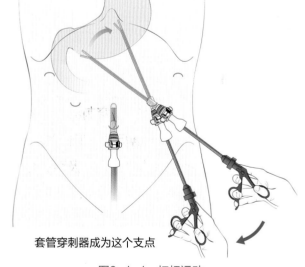

套管穿刺器成为这个支点

图3-4-4　杠杆运动

解答3　腹腔镜下远端胃切除术中，套管穿刺器的位置

腹腔镜下远端胃切除术操作部位存在较大差异。术者在患者的左侧进行胃幽门下操作，患者的右侧、左侧、两腿之间进行胰腺上缘的操作，手术操作习惯因单位不同，位置各种各样。但是，无论什么情况下，操作性良好的套管穿刺器的留置位置都呈倒梯形。

➡【答案参照图3-4-5】

解答4　插入套管穿刺器的方法（和腹壁的关系）（图3-4-6）

套管穿刺器是否具有良好的可动性，决定了手术的可操作性，而留置在腹壁内套管穿刺器的长度会影响其可动性。最好与腹壁垂直插入套管穿刺器。腹腔镜下胃切除术涉及的操作范围广泛，术者应掌握可动范围大的套管穿刺器插入方法。

➡【选择B】

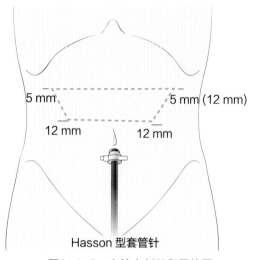

图3-4-5　套管穿刺器留置位置

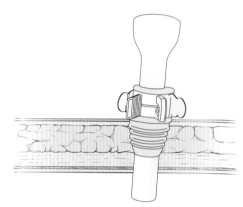

图3-4-6　套管穿刺器与腹壁关系示意图

注意事项 🏁

（四）留置套管穿刺器后（图3-4-7）

● 脐下部留置Hasson型套管穿刺器。

● 4个操作用套管穿刺器呈倒梯形留置。

● 术者分别站在患者右侧、左侧及两腿之间。

● 头侧抬高开始手术操作。

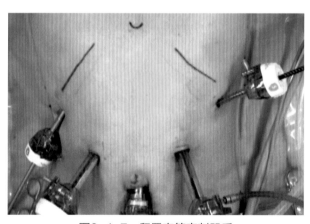

图3-4-7　留置套管穿刺器后

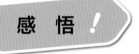

法则

法则1　腹腔镜下手术的特征

（1）没有触觉（不了解给予组织张力的具体情况）。

（2）放大的2D手术术野。

（3）长镜头和钳子操作（方向性限制和杠杆运动）。

法则2　决定套管穿刺器位置的基本原则

（1）以操作部位作为顶点的等腰三角形底边的两个顶点。

（2）从操作部位到套管穿刺器的距离是钳子长度的1/2。

（3）镜头的位置在两把钳子中间。

法则3　制作安全气腹的方法

（1）开放法插入Hasson型套管穿刺器。

（2）由低速到高速送入CO_2。

（3）充分地松弛腹肌和排空肠管内气体。

感悟

"腹腔镜手术是钟摆（杠杆）操作。"

　　腹腔镜手术是通过套管穿刺器插入钳子进行手术操作的。因此，所有的操作都在类似"钟摆（杠杆）"运动下进行。钟摆（杠杆）运动的3个要素，即：①支点（套管穿刺器）的位置；②作用点；③力点。希望术中灵活运用这3个要素，仔细进行手术操作。

（译者：韩方海，周声宁）

第五节 基本手术操作2
掌握术者左手进行术野微调整的操作

> **目标** 掌握术者通过左手操作进行术野微调整的技巧

准备

（一）术者左手钳子进行术野微调整前（图3-5-1）

■ **胰头部前面的手术入路**

● 分离完胃幽门部后面和横结肠系膜的粘连后，可以显露胰腺下缘。

● 可见胰腺下缘和结肠系膜之间的粘连。

● 分离这个粘连部位后，将要进行分离胰头部生理性融合层的手术。

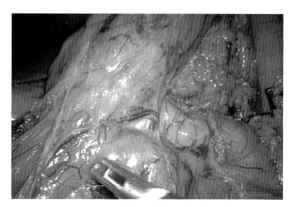

图3-5-1 胰头部的生理性融合层

进行时

（二）练习题

问题1 列举术者左手钳子的3个作用。

问题2 列举术者左手钳子在术野微调整中的3个要点。

问题3 切断大网膜和胃结肠韧带时，术者左手钳子应夹持哪个部位（图3-5-2）？

A. 紧靠切断部位胃侧的横结肠系膜

B. 距离切断部位3～4 cm的胃侧韧带

C. 胃前壁

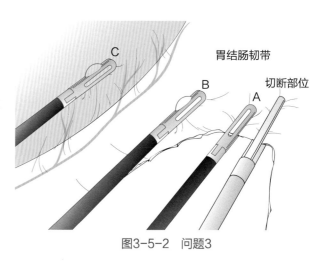

图3-5-2 问题3

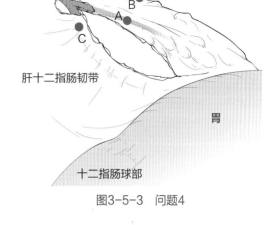

问题4　处理胃右动脉根部时，术者左手钳子应夹持哪个部位？向何方向牵拉（图3-5-3）？

【夹持部位】

A. 稍稍离开根部的胃右动脉末梢部位

B. 包绕胃右动脉的腹膜端

C. 肝十二指肠韧带侧的腹膜

【牵拉方向】

a. 向腹壁侧垂直抬起

b. 向十二指肠侧牵拉

c. 不牵拉，压迫十二指肠韧带

图3-5-3　问题4

问题5　为了配合左手钳子进行术野的微调整，右手的操作要点有哪些？

（三）这样操作术者左手钳子可以进行恰当的术野微调整（解答）

解答1　腹腔镜下胃切除术中，术者左手钳子的作用

腹腔镜下胃切除术中，术者左手钳子的作用包括：❶进行术野微调整；❷引导手术操作；❸与右手协调操作。其中术野的微调整，是左手钳子的操作难点和易出现组织损伤的原因，是必须掌握的操作技术。

解答2　术者左手钳子进行术野微调整的操作要点（图3-5-4）

术者使用左手钳子进行术野微调整时，要考虑到矢量问题。

❶夹持部位；❷牵拉方向；❸牵拉力度。展开良好的术野需要正确的夹持部位和牵拉方向，牵拉力关系到右手钳子的操作效果和组织损伤的发生。

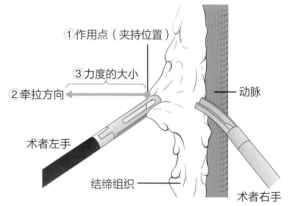

图3-5-4　左手钳子进行术野微调整

解答3　切断大网膜、胃结肠韧带时，左手钳子的夹持部位（图3-5-5）

在凝固、切断膜状结构时，为了进行有效的凝固，夹持部位应紧靠操作部位旁（①）。超声刀的工作刀片架到组织背侧，左手钳子稍用力向腹侧上抬，就可以进行有效的凝固切断（③）。另外，超声刀的刀头夹持幅度也很重要（②）。

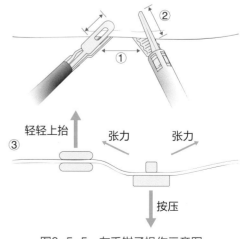

图3-5-5　左手钳子操作示意图

➡ 【选择A】

解答4　处理胃右动脉根部时的夹持部位和牵拉方
　　　　向（图3-5-6）

在处理胃右动脉的根部时，应夹持胃右动脉向腹壁
侧上抬，可确保形成良好的术野。

➡ 【夹持部位选择A，牵拉方向选择a】

夹持动脉的牵拉，不易产生组织的损伤。

解答5　左手钳子有效进行微调整时，右手钳子的
　　　　操作要点

原本右手的钳子和手术器械是进行手术操作的，而
左手钳子进行术野的微调整。但是，右手的操作会对组
织产生作用力。这些力量和左手牵拉力平衡，可避免损伤组织。右手操作器械时，要注意用力不要
过快、过大，而应一点一点地调整在组织上的力度进行操作。

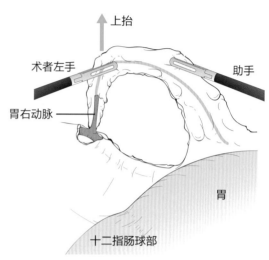

图3-5-6　夹持、上抬胃右动脉

（四）胰头部前方手术入路的分离操作后（图3-5-7）

- 在胰腺下缘，肠系膜上静脉的腹侧开始分
  离，进入胰头部前方的分离层次。
- 稍稍向远离胰腺的方向牵拉，看清层次。
- 通过摆旗操作，确认里面没有任何结构，用
  超声刀切开。
- 此时，超声刀头顶在要切断的膜状结构上，
  进行凝固、切开。

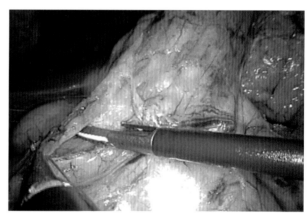

图3-5-7　胰头部前方手术入路的分离操作后

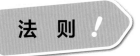

法则1　术者非优势侧（左手）钳子进行术野局部微调整

（1）伸展的面（夹持部位和牵拉）。

（2）面的方向性（牵拉方向）。

（3）操作对象的组织静止（受左右钳子的力度和组织脆性影响）。

法则2　右手和左手的协调操作

（1）分离、切断操作：左手→静止→右手。

（2）缝合操作是左右手交互操作。

（3）"对象组织静止"的重要性：左右力度平衡。

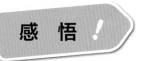

"手术高手，实则是左手操作的高手。"

常说"手术达人是左手操作的达人"，在腹腔镜手术中也是一样。腹腔镜下手术左手操作的作用：①进行术野微调整（夹持、牵拉）；②引导手术；③协助右手钳子的操作。

（译者：韩方海）

第六节 基本手术操作3
要擅长进行分离操作

目标 掌握术者右手使用分离钳进行分离操作的技巧

准备

（一）分离钳（图3-6-1）

- 图3-6-1显示2种Maryland钳子。
- 2种分离钳的前端分别为钝头和锐头。
- 分离钳是用来进行裂开纤维的操作。
- 分离操作时，要巧妙利用组织纤维的疏密程度和走行方向。

钝
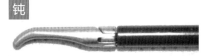

锐

图3-6-1 Maryland钳子

进行时

（二）练习题

问题1 列举用分离钳进行分离操作时应考虑的5点事项。

问题2 列举选择开始分离部位时应考虑的3点事项。

问题3 列举3种代表性的组织分离方法。

【术者左手钳子的操作技巧】

问题4 术者左手钳子要进行分离平面的微调整，应向哪个方向牵拉平面（图3-6-2）？

A. 与分离钳平行的方向

B. 与分离钳垂直的方向

C. 分离组织的方向

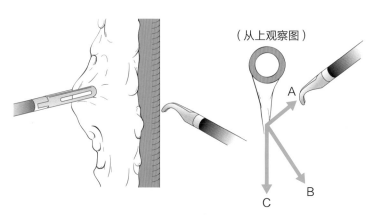

（从上观察图）

图3-6-2 问题4

【术者右手钳子的操作技巧】

问题5 在动脉周围进行分离时，可以选择从哪个部位开始分离（图3-6-3）？

问题6 用分离钳开脚操作进行分离时，应向哪个方向开脚（图3-6-4）？

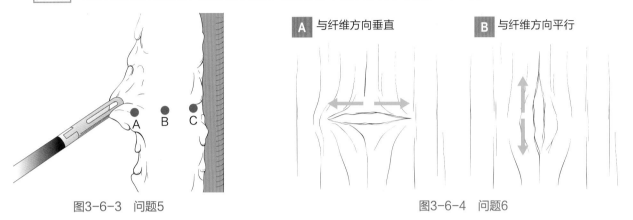

图3-6-3 问题5

A 与纤维方向垂直　　B 与纤维方向平行

图3-6-4 问题6

问题7 叙述进行分离操作时，如何避免损伤组织（裂伤）。

（三）这样操作可以很好地进行分离操作（解答）

解答1 分离操作的5个原则

分离操作中重要的是必须了解分离组织的特性：❶纤维的走行方向；❷疏松的部位；❸混合存在的小血管、神经、淋巴管等结构。在考虑这些因素后，判断：❶分离部位；❷分离方向；❸分离幅度；❹分离深度；❺分离个数。判断这5个原则后，再进行分离操作。

解答2 开始分离的部位

选择分离操作的开始部位也是重点，一般可以选择：❶无（少）血管区域；❷结缔组织的疏松部位；❸凹陷部位（意味着膜后面的组织疏松）。

解答3 分离方法（3种方法）

分离方法有：❶开脚分离（水平、垂直）；❷用闭合钳前端顺着纤维的走向往复运动（钟摆分离，图3-6-5）；❸插入操作。混合存在横行的小血管和神经等组织的分离，用❶；没有这些结构融合层次的分离等，用❷。进行钟摆分离操作时的要点是利用左手的钳子辅助牵拉膜结构。

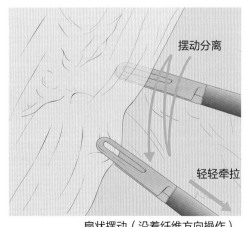

摆动分离

轻轻牵拉

扇状摆动（沿着纤维方向操作）

图3-6-5 扇状摆动

【术者左手钳子的操作技巧】

解答4 术者左手钳子为了进行术野微调整时的牵拉方向（图3-6-6）

要进行安全的分离操作，需要考虑：❶分离面的延伸；❷分离面的牵拉方向；❸分离组织的特性。分离面的方向最好与分离钳呈直角。"分离"操作是指用分离钳前端分裂开结缔组织纤维的操作，形成直角可以有效地牵引结缔组织纤维。

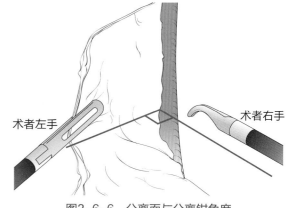

术者左手　　　术者右手

图3-6-6　分离面与分离钳角度

➡【选择B】

【术者右手钳子的操作技巧】

解答5 选择分离点

动脉周围的分离操作，选择在由最疏松的结缔组织构成的外膜外缘进行分离，可较易完成分离。

➡【选择C】

解答6 开脚分离方向和纤维走行（图3-6-7）

如上所述，最好与纤维走行方向垂直进行分离操作，因为用钳子前端容易裂开纤维。

➡【选择A】

解答7 避免损伤组织的分离操作

为了避免分离时损伤组织，不要对组织施加过大的力。因此，分离时应考虑分离钳子的分离深度和幅度、变化力度、分离钳的种类等。

图3-6-7　与纤维走行方向垂直开脚

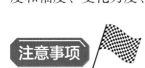 注意事项

（四）用分离钳进行分离操作（图3-6-8）

- 正在清扫No.8a淋巴结。
- 和助手钳子协调操作，上提包绕着淋巴结的腹膜，确认胰腺上缘，实施分离操作（"多孔开窗→接合"的操作）。
- 分离钳的推压从微弱的力度开始，逐步增强（与左手钳子协调操作，重要的是变换力度）。

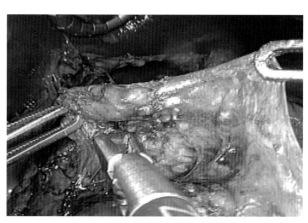

图3-6-8　清扫No.8a淋巴结

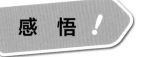

法则1　开始分离的部位

（1）无（少）血管区。

（2）结缔组织的疏松部位。

（3）凹陷部位。

法则2　用钳子分离操作

（1）开脚操作（原则上与纤维走行垂直相交）。

（2）闭合上下移动。

（3）插入操作。

法则3　分离操作的要领

（1）伸展分离面（张力）。

（2）分离面的方向（和分离钳呈直角）。

（3）沿分开纤维组织方向操作钳子。

感　悟！

"分离操作是和组织、左右钳子的交流。"

在分离操作时，左手夹持和牵拉组织的方向和右手分离钳的用力方向多半相反。因此，分离操作要与脆弱的组织、强韧的组织等各种各样的组织交流，以及与左右钳子交流！这就是手术的乐趣所在。

（译者：韩方海）

第七节 基本手术操作4
进行无组织渗出的凝固和切开

目标 掌握运用能量设备进行凝固、切开的技术

准备

（一）能量设备（超声刀，图3-7-1）

- 腹腔镜下胃切除术使用频率最高的能量设备是超声刀和血管封闭系统。
- 图3-7-1为超声刀的刀头。
- 超声刀是利用振动摩擦产生能量的设备。
- 血管封闭系统是利用双极电极将电能转化成热能，使组织变性的设备。
- 掌握能量设备的特点，细心操作。

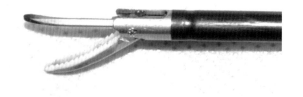

图3-7-1 超声刀

进行时

（二）练习题

【超声刀】

问题1 简述超声刀的工作原理。

问题2 列举实际手术中使用超声刀的3种用途（包括封闭方法）。

问题3 使用超声刀时，选择所有影响良好封闭血管的组织学因素。

A. 组织的伸展 B. 结缔组织的量（厚度） C. 工作刀头的闭合程度 D. 水分（血液）

问题4 图示为使超声刀工作刀头与组织紧密闭合的技巧，列出推荐的操作顺序（图3-7-2）。

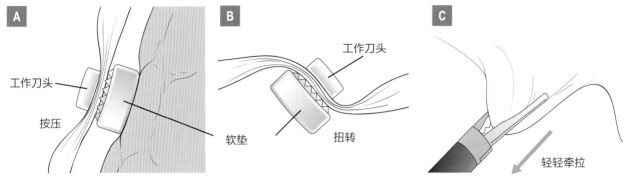

图3-7-2 问题4

问题5 要进行厚组织的凝固、切开，使用哪种方法是正确的（图3-7-3）？

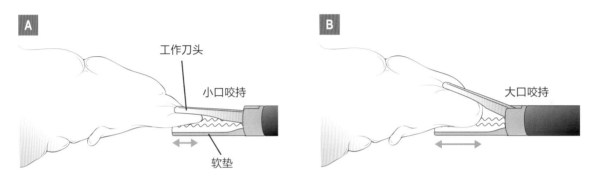

图3-7-3 问题5

问题6 简述超声刀操作的术中并发症及其预防方法。

【闭合血管系统】

问题7 简述使用闭合血管系统的注意事项。

（三）这样操作可以更好地进行凝固、切开（解答）

【超声刀】

解答1 超声刀的原理

超声刀的原理是"工作刀头高频振动→摩擦热（150℃程度）→使组织变性、切断"，即关键是如何将振动能有效地转换成热能。

解答2 超声刀的用途

超声刀的用途包括：❶夹持组织、开脚分离；❷能量封闭；❸刀头的使用。需要注意的是，使用超声刀分离组织时，超声刀头是单侧开脚的。工作刀头前端锐利，容易产生组织损伤。

解答3 获得良好闭合效果的组织学因素

要达到有效的摩擦热，取决于：❶适当地伸展组织；❷结缔组织的量；❸工作刀头与组织接触的紧密闭合；❹去除妨碍切除的物质（神经、血液、结缔组织）等。其中，❶、❷、❹是组织学因素。

➡ 【答案为A、B、D】

解答4 工作刀头与组织充分闭合的技巧

使工作刀头与组织密切闭合的方法包括：❶**紧密夹持并贴合在组织上**；❷**扭转夹持的组织**；❸**轻轻牵拉**。要爱惜组织，有效的凝固是：❶＞❷＞❸，需要结合对象组织和周围组织的特性，选择有效的接触、夹闭方法。

➡ 【推荐顺序为A＞B＞C】

解答5 厚组织的凝固和切开

超声刀在夹持组织后，利用工作刀头振动，有效地转换成热能。大幅度夹持过厚组织时，振动则不能有效地传递到组织。所以，使用超声刀时，若要对较厚的组织达到有效的能量转换，操作时需用慢挡进行凝固和切开。实际应用上，处理胃胰皱襞会用到此方法。

➡ 【选择A】

解答6 使用超声刀的术中并发症

发生率高的术中并发症有：❶**前端锐利导致的机械性损伤**；❷**长时间作用导致的热损伤**；❸**前端高功率输出造成空泡现象**。操作时要注意与组织的距离、刀头方向、持续击发时间等。

【闭合血管系统】

解答7 使用闭合血管系统的注意事项

闭合血管系统的原理是双极和电刀。不需要伸展组织，但重要的是使组织的厚度均匀（影响阻抗）。另外，要注意刀片的长度，上面是否附着烧焦组织。

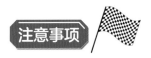

注意事项

（四）超声刀切开（图3-7-4）

- 用超声刀一边封闭，一边切开大网膜（胃幽门下部方向）。
- 超声刀的工作刀头与组织紧密闭合，将振动能量有效地作用于组织。
- 注意前端的空泡现象。
- 长时间的凝固易产生热损伤。

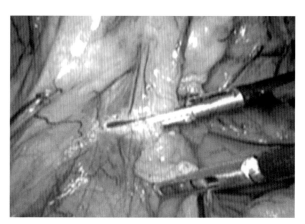

图3-7-4 使用超声刀切开大网膜

法 则 !

法则1 超声刀的基础

（1）刀头的振动。

（2）刀头的夹闭。

（3）刀头夹持宽度。

法则2 使用超声刀的要领

a.刀头的紧密夹闭 **b.作用**

（1）夹闭。 （1）夹持、开脚。

（2）旋转。 （2）刀铲。

（3）轻轻牵拉。 （3）封闭。

法则3 选择使用超声刀头的幅度

（1）组织厚度。

（2）组织的硬度（结缔组织的量）。

（3）有无液体成分（出血等）。

法则4 血管封闭系统

（1）面通电双极电极。

（2）形成均匀厚度的组织，将其和刀头紧密闭合。

（3）切断预定组织长度和切割线。

感 悟 !

"腹腔镜外科高手之道，从利用能量器械的特性进行凝固和切割开始。"

腹腔镜下胃切除术多半使用能量器械，需要注意：①变换能量，有效率地作用于组织；②以最小的能量达到目的（凝固、切开）；③考虑术中并发症，仔细进行手术操作。

（译者：韩方海）

第八节　胃大弯侧的操作

一、切断大网膜、胃结肠韧带

> **目标**　掌握安全切断大网膜、胃结肠韧带的方法

A配布（参照p29）
（术者位于患者两腿之间）

准备

（一）大网膜、胃结肠韧带切断前（图3-8-1）

- 大网膜上开孔，开放网膜囊。
- 由于重力，横结肠位于尾侧背侧。
- 要开放大网膜左侧至脾脏下极。

进行时

（二）练习题

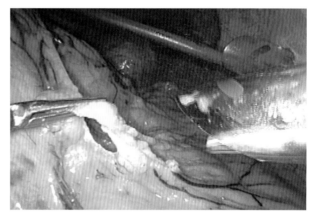

图3-8-1　开放网膜囊

问题1　处理大网膜时，要形成2种类型的术野分离到脾脏下极，应如何形成术野？

问题2　处理大网膜时，镜头的位置应注意哪些事项？

【术者左手钳子的手术操作】

问题3　使用帐篷法凝固、切开时，选择术者左手钳子的夹持位置（图3-8-2）。

　　A. 胃旁边的大网膜

　　B. 超声刀附近的胃侧

　　C. 超声刀附近的大肠侧

问题4　选择用水平法处理时，术者左手钳子的夹持部位和牵拉方向（图3-8-3）。

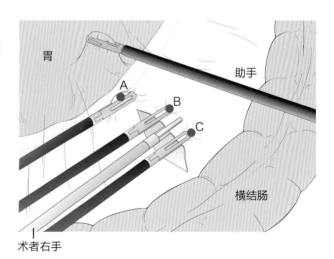

图3-8-2　问题3

【夹持部位】

A. 胃旁边的大网膜

B. 超声刀附近的胃侧

C. 超声刀附近的大肠侧

【牵拉方向】

a. 胃侧　b. 上方　c. 上方、胃侧

问题5 左手钳子"摆旗操作"是为了观察什么结构？

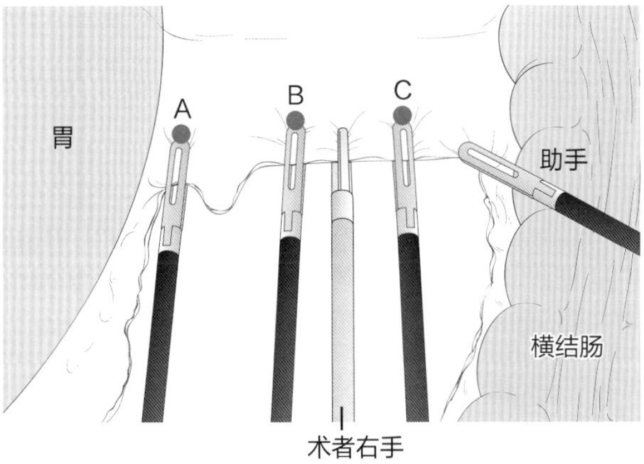

【术者右手钳子的手术操作】

问题6 叙述使用超声刀进行凝固、切开时，达到确实封闭的方法。

问题7 脾脏下极大网膜组织很厚的情况下，如何进行分离操作？

问题8 叙述切断大网膜时应该注意的并发症。

问题9 叙述防止损伤脾脏的手术技巧。

图3-8-3　问题4

（三）这样操作可以很好地切断大网膜、胃结肠韧带（解答）

解答1　形成术野

切断大网膜和胃结肠韧带的方法：一是利用重力使系膜呈帐篷状后切断（帐篷法）；二是在不能利用重力的情况下，由助手钳子和术者左手钳子水平展开切断（水平法）。

解答2　镜头位置

切断大网膜和胃结肠韧带时，应该观察：❶和大肠的界限；❷脾脏下极；❸胃网膜左动静脉。胃网膜左动静脉存在于胃结肠韧带的网膜囊侧。因此，镜头应从网膜囊侧（内侧）观察。

【术者左手钳子的手术操作】

解答3　帐篷法中术者左手钳子的夹持位置（图3-8-4）

帐篷法是利用重力的作用，使大网膜、胃结肠韧带形成帐篷状的膜样状态的方法。超声刀的工作刀面向背侧压，术者的左手钳子夹持胃侧附近，用力轻轻向上方抬起。

➡【选择B】

解答4　术者在水平法中左手钳子的夹持位置和牵拉方向（图3-8-5）

水平法是与助手钳子一起，将大网膜和胃结肠韧带置于水平位置的方法。与帐篷法相同，超声刀的工作面轻轻向背侧压，术者左手钳子向上方、胃侧轻轻牵拉。

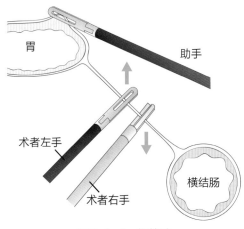

图3-8-4　帐篷法

➡ **【夹持部位选择B，牵拉方向选择c】**

解答5　"摆旗操作"的意义

切断大网膜、胃结肠韧带时进行"摆旗操作"是为了确认：❶切断线上有无粘连；❷背侧是否存在邻近脏器；❸背侧是否存在血管。

【术者右手钳子的手术操作】

解答6　用超声刀获得良好封闭的方法

根据"良好的封闭从工作刀面的紧密夹闭开始"的原则，细心进行：❶推压；❷旋转；❸轻轻牵拉。另外，适当地拉伸组织对形成术野非常重要。

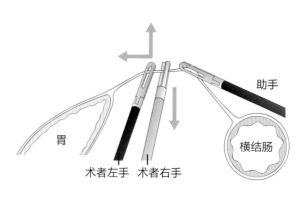

图3-8-5　水平法

解答7　处理脾脏下肥厚的系膜（图3-8-6）

脾脏下极组织变厚是由于厚的膜样结构融合。沿着纤维方向分层次分离，进行"薄膜化"后，用慢凝固模式去凝固、切断每一层膜。

解答8　切断大网膜时的术中并发症

应该注意避免以下几点：①凝固封闭得不充分和助手的夹持导致损伤伴发出血；②误识切断线损伤大肠；③牵拉导致的脾脏损伤（分离被膜）。在展开该部位术野时，要夹持胃网膜左动脉下行支本身，避免夹持脂肪组织。

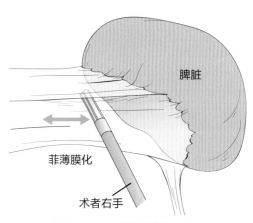

图3-8-6　"薄膜化"示意图

解答9　防止脾脏损伤的要点

过度牵拉可能导致脾脏被膜损伤。手术早期进行脾脏周围粘连分离，助手在夹持脾脏旁边时，要注意避免牵拉损伤。

（四）切断大网膜、胃结肠韧带（图3-8-7）

- 在重力牵拉有效的部位采用帐篷法（图3-8-7A），在重力不能起作用的胃上部大网膜采用水平法。

- 钳子的方向和切断线形成良好的位置关系。

- （参考）切断胃网膜左动脉后进行No.4d淋巴结清扫，术野利用重力，从胃体部开始朝胃上部方向，从胃壁附着部位去切断大网膜（图3-8-7B）。

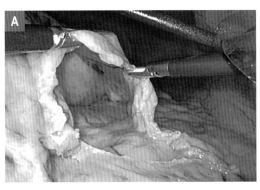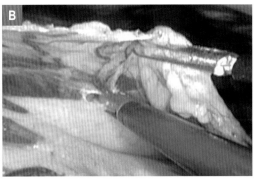

图3-8-7　切断大网膜、胃结肠韧带

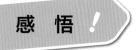

法则1　切断膜状结构

（1）确认膜的表、里。

（2）与优势侧钳子平行切断膜的面。

（3）预定切开线与优势侧钳子（能量器械）的方向一致。

法则2　切断胃的大网膜、小网膜

（1）选择恰当的切开线。

（2）凝固、切开以避免出血。

（3）避免损伤其他脏器（横结肠、脾脏、肝脏）。

法则3　决定大网膜、小网膜的切断线

（1）从网膜囊侧观察。

（2）通过摆旗操作确认背侧。

（3）预定切开线与能量器械的方向一致。

感 悟！

"根据切断大网膜可考量手术团队的技术实力！"

切断大网膜是处理膜样结构最初的步骤，要求：①助手形成术野；②术者左手微调整术野；③使用能量器械。这是检验外科团队技能的第一步。

（译者：杨斌，张忠涛）

二、处理胃网膜左动静脉

| 目标 | 掌握确认胃网膜左动静脉后，显露、切断其根部的手术操作 |

A配布（参照p29）
（术者位于患者两腿之间）

准备

（一）处理胃网膜左动静脉前

- 向脾脏下极方向切开大网膜、胃结肠韧带。
- 从网膜囊侧确认包绕胃网膜左动静脉的索状结构。
- 图3-8-8所示为切开到索状结构附近的部位。
- 术者将要进行粘连部位的分离。
- 助手夹持胃后壁，向患者右侧牵拉，拉伸胃脾韧带。

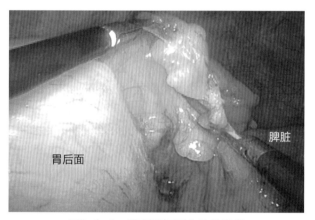

脾脏

胃后面

图3-8-8 处理胃网膜左动静脉前

进行时

（二）练习题

【术者左手钳子的手术操作】

问题1 在处理胃网膜左动静脉时，术者左手钳子有何作用？

问题2 在处理胃网膜左动静脉时，术者左手钳子应夹持哪个部位（图3-8-9）？

A. 胃后壁大弯侧

B. 胃网膜左动静脉末梢附近的脂肪组织

C. 包裹胃网膜左动静脉的索状结构
（预定切开部位1～3 cm的末梢）

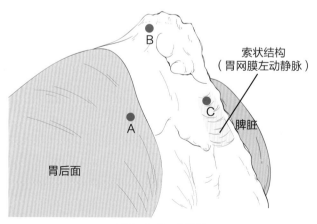

索状结构
（胃网膜左动静脉）

脾脏

胃后面

图3-8-9 问题2

问题3 处理胃网膜左动静脉时，术者左手钳子应向何方向牵拉（图3-8-10）？

A. 患者右侧

B. 上抬

C. 患者的右斜上方向

【术者右手钳子的手术操作】

问题4 如何进行胃网膜左动静脉根部周围的分离？

问题5 如何进行胃网膜左动静脉的夹闭和切断？

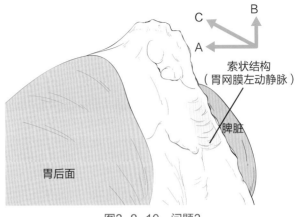

图3-8-10　问题3

（三）这样操作可以很好地处理胃网膜左动静脉（解答）

【术者左手钳子的手术操作】

解答1　处理胃网膜左动静脉时，术者左手钳子的作用

术者左手钳子进行操作部位的术野微调整。术野微调整的基本原则：❶**展开操作部位的术野；**❷**适当地拉伸操作部位；**❸**维持操作面的恰当方向。**

为了显露胃网膜左动静脉根部，需要进行分离、封闭和切断操作等，即处理胃网膜左动静脉时术者左手钳子需要：❶**夹持包裹胃网膜左动静脉的索状结构并维持垂直位置；**❷**伸展索状结构；**❸**通过摆旗操作观察索状结构的左侧和右侧。**

解答2　术者左手钳子的夹持部位（图3-8-11）

一般展开术野时的夹持部位是胃壁和预定切断的动脉等。这样操作可以避免夹持损伤和牵拉损伤。若无法避免夹持脂肪组织等情况，则必须调整牵拉力度。

处理胃网膜左动静脉时，夹持需要切断、分离包含动脉的索状结构的末梢1～3 cm部位，可减少损伤。

➡【选择C】

解答3　术者左手钳子的牵拉方向（图3-8-11）

安全的牵拉方向是利用重力垂直上抬。向患者右侧牵拉有损伤脾脏的危险。

➡【选择B】

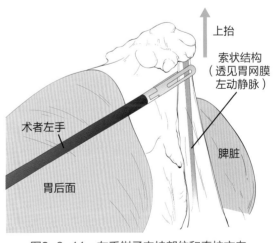

图3-8-11　左手钳子夹持部位和牵拉方向

【术者右手钳子的手术操作】

解答4 **分离胃网膜左动静脉根部的方法**

用超声刀在覆盖胃网膜左动静脉的膜上开孔。如**图3-8-12**所示，使用超声刀工作刀头的刀背，轻轻贴附血管外膜进行分离操作，切断周围的脂肪组织。血管根部没有分支，利用血管和周围组织之间有疏松区域的特性进行操作。

解答5 **胃网膜左动静脉的封闭和切断**

用血管夹将动静脉一起夹闭、封闭后，用超声刀切断胃网膜左动静脉或者用血管封闭系统（ligasure）处理。

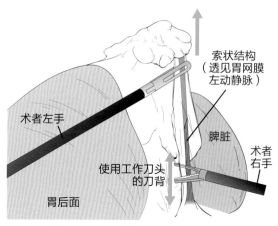

图3-8-12 分离胃网膜左动静脉

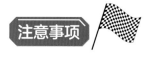

（四）处理胃网膜左动静脉（图3-8-13）

● 术者的左手钳子夹持覆盖血管的索状结构，将其垂直上抬。

● 分离胃网膜左动静脉的根部，进行夹闭处理。

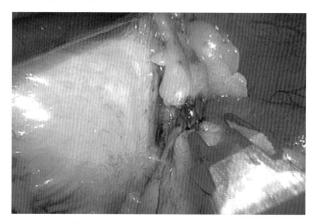

图3-8-13 处理胃网膜左动静脉

法　则 !

法则1　胃的索状结构内容物

（1）包绕神经和血管的索状结构。

（2）胃网膜左、右动静脉。

（3）胃左、右动静脉。

法则2　胃的索状结构的术野形成和微调整

（1）选择基本垂直位置。

（2）实时调整索状结构的夹持位置、牵拉方向、牵拉力度。

（3）关注纤维组织的特性（疏密和走行）。

法则3　胃切除时危险的出血部位

（1）脾脏损伤。

（2）Henle干附近的静脉。

（3）动脉损伤（贲门胃底分支）。

感　悟 !

"腔镜外科医生也应有自己亲手治疗的真实感受。"

外科医生的最大满足是体会到"自己亲手去治疗"的这种真实感受。思考手术策略，自如运用手术器械，手术团队产生心理共鸣时，外科医生也会获得最大的满足感。在胃切除术中，胃网膜左动静脉是最初处理的血管。

自己亲手治疗会带来真实感和责任感。

（译者：杨斌，张忠涛）

三、分离胃幽门部后面与胃结肠韧带的粘连

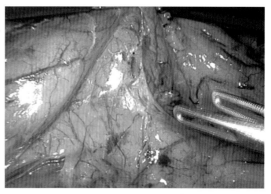

目标	掌握分离胃幽门部后面和横结肠系膜之间粘连的手术操作

A配布（参考p29）
（术者位于患者两腿之间）

或

B配布（参考p29）
（操作助手位于患者右侧）

准备

（一）分离胃幽门部后面和结肠系膜之间粘连前（图3-8-14）

● 胃幽门部的手术入路。

● 胃幽门部后壁和胃结肠韧带之间存在粘连。

● 助手夹持粘连部位附近的胃壁，向上提起，可以形成以粘连部位为顶点的帐篷状术野。

● 术者将要分离这个部位的粘连。

● 根据粘连的部位，术者选择站立位置（A配布或者B配布）。

图3-8-14 胃幽门部后面和结肠系膜之间的粘连

进行时

（二）练习题

问题1 处理胃幽门下区前，先分离胃幽门后面粘连的理由是什么？

问题2 列举粘连部位的3个特征。叙述确认粘连部位后面的要点。

【术者左手钳子的手术操作】

问题3 胃幽门部与结肠系膜之间存在粘连，术者左手钳子应夹持哪个部位？向何方向牵拉（图3-8-15）？

【夹持部位】

A. 粘连部位附近的胃壁

B. 粘连部位附近的结肠系膜

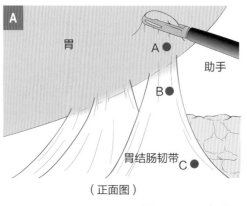

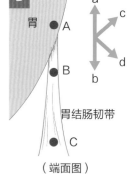

图3-8-15 问题3

C. 远离粘连部位的结肠系膜

【牵拉方向】

a. 向上方

b. 向下方

c. 斜上方向（远离胃壁方向）

d. 斜下方向（远离胃壁方向）

【术者右手钳子的手术操作】

问题4 粘连部位从何处开始进行分离（图3-8-16）？

【开始切开的部位】

A. 帐篷的顶端

B. 帐篷中央

C. 帐篷连续的部位

问题5 当无法暴露粘连部位后面的术野时，如何有效地进行分离？

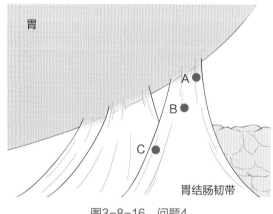

图3-8-16　问题4

（三）这样操作可较好完成胃幽门后面和结肠系膜之间粘连的分离（解答）

解答1 处理胃幽门下区前，先进行胃幽门后面粘连分离的理由

手术中经常可以看到胃幽门后面和胰腺被膜及胃结肠韧带之间存在粘连。在进行胃幽门下区和幽门上区处理前，先要将这个粘连部位分离。分离粘连部位后，就容易上抬胃幽门部位，形成良好的术野。这里请意识到胃切除是"切断胃和后腹膜（腔）联系的操作"。

解答2 确认粘连部位特征和粘连部位后面的要点（图3-8-17）

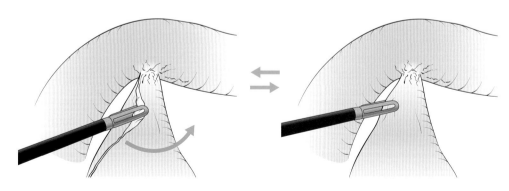

图3-8-17　分离粘连

粘连部位的特征：❶粘连部位没有血管；❷粘连部位存在（两）端；❸尽可能分离到可以看到后面的粘连。

进行安全的粘连分离时，重点在于观察粘连部位后面的情况。因此要求术者进行"摆旗操作"。"摆旗操作"的要点是：❶小的夹持幅度；❷适度的牵拉；❸圆形轨迹。

【术者左手钳子的手术操作】

解答3　术者左手钳子的夹持位置和牵拉方向（图3-8-18）

助手的钳子把粘连部位作为顶点，形成类似金字塔的形状。牵拉组织的基本原则：❶远离脏器的方向；❷远离后腹膜腔的方向；❸分离的方向。在本操作中，术者夹持粘连部位附近的系膜边缘，向远离粘连部位的方向进行牵拉。

➡【夹持部位选择B，牵拉方向选择d】

【术者右手钳子的手术操作】

解答4　分离粘连的开始部位（图3-8-19）

粘连部位的特征：❶粘连部位没有血管；❷粘连部位存在（两）端；❸尽可能分离到可以看到后面的粘连。

灵活运用这些特性，从顶端开始进行分离，易于完成分离操作。

➡【选择A】

解答5　粘连部位后面看不清楚时的分离要点

若不能进行摆旗操作或不能充分进行摆旗操作，提示后面可能存在粘连，有损伤血管和其他脏器的风险。这时可用分离钳分离和超声刀慢凝模式操作。

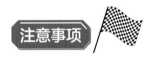

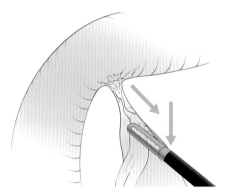

图3-8-18　在粘连点附近进行牵拉

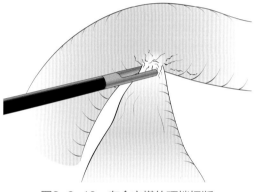

图3-8-19　在金字塔的顶端切断

（四）胃幽门后面粘连部位的分离（图3-8-20）

- 术者在患者的左侧进行操作。
- 术者用左手进行微调整，使粘连部位术野形成帐篷状。
- 从帐篷的顶端开始，用慢凝固模式切开、分离粘连。
- 此时，术者左手钳子的"摆旗操作"非常重要。

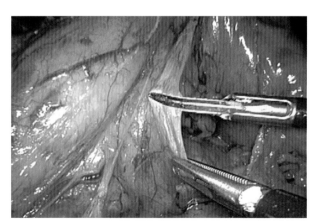

图3-8-20　分离胃幽门后面粘连部位

法　则 !

法则1　摆旗操作的要领

（1）夹持幅度小。

（2）拉伸力度适度。

（3）沿弧形轨迹摆动。

法则2　分离粘连

（1）分离粘连点（金字塔顶点）。

（2）从粘连端开始手术入路。

（3）夹持粘连点附近牵拉，确定分离方向。

法则3　选择使用超声刀头的幅度

（1）组织厚度。

（2）组织的硬度（结缔组织，神经纤维的量）。

（3）有无液体成分（出血等）。

感　悟 !

"'欲速则不达'也是手术战略之一。"

"外科学是治疗学之一"，它有很强的目的意识！

因此，在进行胃幽门下操作时，有的外科医生不分离粘连，就直接进入胃幽门下区操作。

"欲速则不达！"——如果先进行胃幽门部后面的粘连分离，就容易形成良好的术野，使胃幽门下区的操作变得简单。

（译者：杨斌，张忠涛）

四、显露胃网膜右静脉

目标 掌握为显露胃网膜右静脉，分离生理性融合层的手术操作

B配布（参考p29）
（术者位于患者左侧）

准备

（一）显露胃网膜右静脉前（图3-8-21）

- 助手夹持胃幽门部前壁大弯侧，呈上抬状。
- 胰头部位被右膈结肠皱襞和横结肠系膜覆盖，形成微偏的斜面。
- 向胆囊方向进行分离。
- 从外侧开始一层一层地分离生理性融合层，显露胃网膜右静脉。

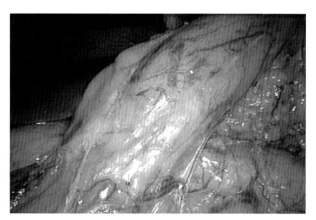

图3-8-21 显露胃网膜右静脉前

进行时

（二）练习题

问题1 图示胰头部前面的生理性融合层，图上1～5显示的结构分别是什么（图3-8-22）？

❶（　　　　　　） ❷（　　　　　　） ❸（　　　　　　）

❹（　　　　　　） ❺（　　　　　　）

【术者左手钳子的手术操作】

问题2 最容易进入生理性融合层的切入点是哪个？术者的左手钳子应如何操作（图3-8-23）？

【手术入路】

A. 胰腺前面胃网膜右动脉分叉附近的膜组织

B. 胰腺下缘肠系膜上静脉（SMV）上方的膜组织

C. 胰头部位前面的膜组织

【左手钳子的操作】

a. 牵拉、提起融合层表面的膜

b. 抵压胰腺

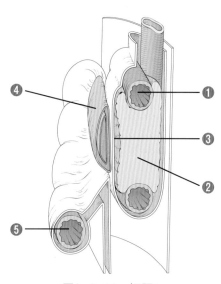

图3-8-22 问题1

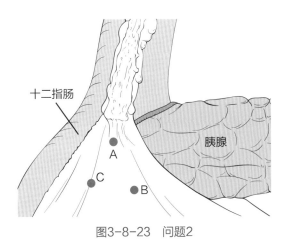

图3-8-23 问题2

【术者右手钳子的手术操作】

问题3 膜开窗以后，术者的左、右手钳子如何进行生理性融合层的分离（图3-8-24）？

【左手钳子】

A. 夹持分离的膜，向患者尾侧牵拉

B. 夹持分离的膜，向患者左侧牵拉

【右手钳子】

a. 水平开脚分离操作

b. 斜面上下钟摆操作

问题4 分离胰腺前生理性融合层的膜结构终点到哪里？分离操作的最终目标是什么？

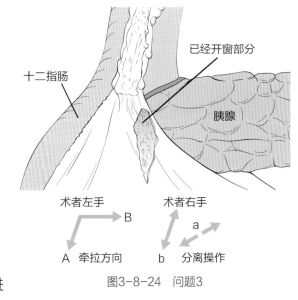

图3-8-24 问题3

（三）这样操作可以更好显露胃网膜右静脉（解答）

解答1 胰头部前面的生理性融合层（图3-8-25）

胰头部前面形成所谓生理性融合层。尾侧1/3为横结肠系膜，头侧2/3为右侧膈结肠皱襞和胰头部位的胰前筋膜的融合。分离这些生理性融合层，可显露出被胰前筋膜覆盖的胃网膜右静脉。

➡ **【❶十二指肠，❷胰腺，❸胰前筋膜，❹右膈结肠韧带，❺横结肠】**

【术者左手钳子的手术操作】

解答2 进入生理性融合层的方法（图3-8-26）

应选择胰腺下缘SMV表面的腹膜，作为进入胰头前面生理性融合层的入口。以胃十二指肠动脉和结肠中静脉作为解剖学标志，评估胰腺下缘SMV的位置。小口夹持、上抬该部位的腹膜，用分离钳或

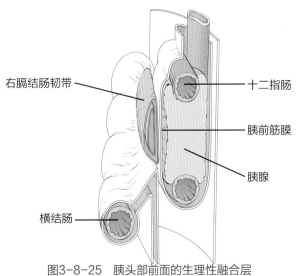

图3-8-25 胰头部前面的生理性融合层

超声刀以慢凝固模式在该处腹膜上开窗。

➡ 【手术入路选择B，左手钳子操作选择a】

【术者右手钳子的手术操作】

解答3 生理性融合层的分离方法（图3-8-27）

从这个开窗口，插入分离钳或超声刀，通过斜形上下钟摆操作到十二指肠降部，分离、切断融合筋膜。理论上胰前融合筋膜由4层膜结构组成，从外侧开始进行分离、切断，直到可以暴露胃网膜右静脉。"融合层没有血管"，通过钟摆操作容易进行分离。要点是术者的左手钳子要轻轻牵拉好膜组织。

➡ 【左手钳子选择B，右手钳子选择b】

解答4 分离操作的最终目标（图3-8-28）

胰头前生理性融合层的分离操作区域，左侧是十二指肠降部的内侧，分离的最终层次是暴露被胰前筋膜包绕的胃网膜右静脉。

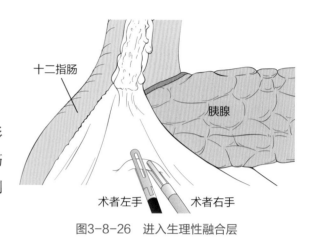

图3-8-26 进入生理性融合层

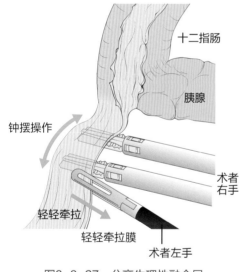

图3-8-27 分离生理性融合层

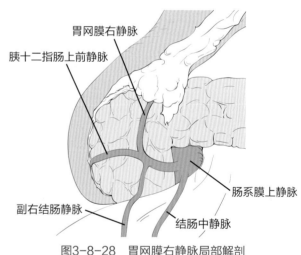

图3-8-28 胃网膜右静脉局部解剖

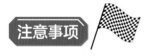 注意事项

（四）显露胃网膜右静脉（图3-8-29）

● 术者左手钳子夹持分离的膜，向患者左侧轻轻地牵拉。

● 右手钳子紧贴胰头斜面进行上下钟摆运动，

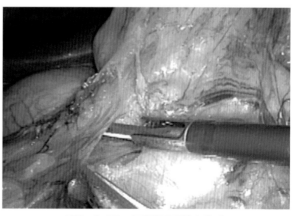

图3-8-29 显露胃网膜右静脉

分离生理性融合层。

● 理论上胰头前由4层膜组成，分离至暴露被胰前筋膜覆盖的胃网膜右静脉。

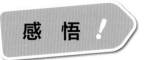

法则1　胃幽门下操作的要点

（1）分离粘连（胃幽门部后面和横结肠系膜、胰腺被膜）。

（2）分离生理性融合层（胰头部前面）。

（3）显露出胃网膜右动静脉和幽门下动脉的根部。

法则2　胰头部生理性融合层的手术入路标志

（1）胰腺下缘。

（2）结肠中静脉。

（3）胃十二指肠动脉。

法则3　显露胃网膜右静脉根部的方法

（1）目标：从外侧开始一层一层地分离、切断胰头部位的生理性
融合层→显露胃网膜右静脉。

（2）分离方法：生理性融合层没有血管→用钳子进行钟摆运动，
轻轻地掠过胰头进行分离。

（3）切断时，膜平面与能量器械的方向一致。

感　悟 ！

"胃切除术是膜的手术。"

前辈们称胃癌的胃切除术是"膜的手术"和"用膜包在里面切除"。进行胃幽门下生理性融合层的分离操作时，可确实体会这些话的内涵。

（译者：杨斌，张忠涛）

五、切断胃网膜右静脉

> **目标** 掌握处理胃网膜右静脉的方法

B配布（参考p29）
（术者位于患者左侧）

准备

（一）显露胃网膜右静脉前（图3-8-30）

- 助手钳子上抬胃幽门前壁的大弯侧，使包绕胃网膜右动静脉和幽门下动脉的索状结构呈垂直位置。
- 可看到胰头表面。
- 在胰头部前面可看到被薄薄的胰前筋膜覆盖的胃网膜右静脉。

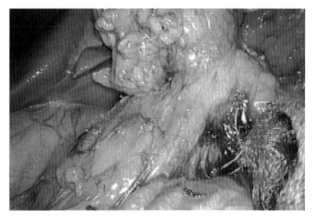

图3-8-30　显露胃网膜右静脉前

进行时

（二）练习题

问题1　胃网膜右静脉的切断部位是哪里？

A. 胰腺表面　　B. 靠近胰十二指肠前上静脉分支的胃侧端　　C. A和B之间

【术者左手钳子的手术操作】

问题2　处理胃网膜右静脉时，术者左手钳子应夹持哪个部位？向何方向牵拉（图3-8-31）？

【夹持部位】

A. 胃网膜右静脉附近胰腺表面的脂肪组织

B. 胃网膜右静脉本身

C. 含有胃网膜右动脉的索状结构

【牵拉方向】

a. 离开胰腺方向

b. 胰体尾方向（患者左侧方向）

c. 十二指肠降部方向

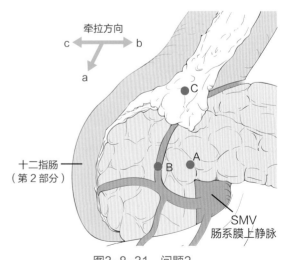

图3-8-31　问题2

【术者右手钳子的手术操作】

问题3　从胰腺表面分离胃网膜右静脉时，如何使用术者右手的Maryland钳子（图3-8-32）？

【钳子进行分离操作的方向】

A. 分离钳的前端朝向胰腺方向，紧贴胰腺，与血管周围垂直，开脚分离。

B. 分离钳的前端朝着与胰腺相反方向，进行小幅度的钟摆运动，捞取血管穿刺分离。

问题4　列举从胰腺表面分离胃网膜右静脉时易损伤的3个脏器。

问题5　叙述为了切断胃网膜右静脉的夹闭方法。

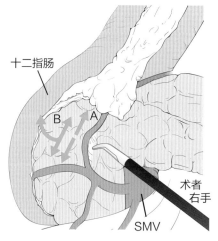

图3-8-32　问题3

（三）这样操作可更好地切断胃网膜右静脉（解答）

解答1　胃网膜右静脉的切断部位（图3-8-33）

日本《胃癌处理规约》（第14版）规定，No.6淋巴结的清扫范围是与胰十二指肠上前静脉汇流的部位，应在这个部位切断。另外，一般认为清扫No.14a淋巴结没有意义。

➡【选择B】

【术者左手钳子的手术操作】

解答2　处理胃网膜右静脉时夹持组织的部位和牵拉方向（图3-8-34）

一般情况下，静脉的特点为：❶壁薄；❷与动脉相比，周围组织疏松部分的区域窄；❸血管分支附着的根部更容易受到损伤。使用前端平的钳子，小幅度地夹持静脉壁，向远离胰腺的方向轻轻牵拉，使胰腺和胃网膜右静脉后面分离，以便进行下一步游离操作。

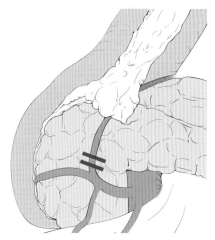

图3-8-33　胃网膜右静脉的切断部位

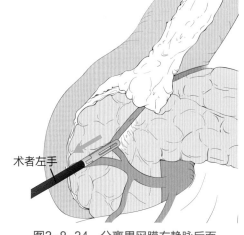

图3-8-34　分离胃网膜右静脉后面

注：本来"术者左手"钳子从图的右下方伸入，这样描述是为了便于理解（图3-8-35也同样）。

➡ **【夹持部位选择B，牵拉方向选择a】**

【术者右手钳子的手术操作】

解答3 分离胃网膜右静脉时，术者右手钳子的使用方法（图3-8-35）

用前端稍锐利的Maryland钳子前端朝向胰腺相反的方向，进行小范围的上下钟摆运动，刺入胃网膜右静脉的后部，捞取静脉。

➡ **【选择B】**

注意：当左手的牵拉力度过大时，或伸入时对患者右侧的压迫力量过强时，易损伤十二指肠侧从胰腺流出的小静脉，希望引起重视。

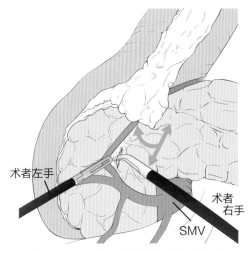

图3-8-35 分离胃网膜右静脉示意图

解答4 分离胃网膜右静脉时应注意其他脏器损伤

在分离胃网膜右静脉后面（从胰腺分离）时，发生率较高的副损伤包括：❶**损伤胰腺**；❷**损伤胃网膜右静脉**；❸**损伤从十二指肠侧胰腺流出的小静脉**。术者应调整力量大小，保护组织，谨慎耐心操作。

解答5 切断胃网膜右静脉前的夹闭方法

胃网膜右静脉的中枢侧是胃侧，夹闭的基本原则是从中枢侧进行夹闭处理。但是静脉也经常出现血液倒流，因此末梢侧也要进行夹闭，然后用剪刀或能量设备切断。

（四）处理胃网膜右静脉（图3-8-36）

- 术者左手钳子小幅度夹持胃网膜右静脉，向离开胰腺的方向轻轻地牵拉，分离其后方。
- 游离胃网膜右静脉后方，再进行夹闭、切断。
- 稍远离离断部的十二指肠侧胰腺，有时会出现从胰腺流出的小静脉，术中需要注意。

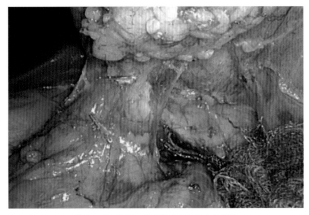

图3-8-36 处理胃网膜右静脉

法 则 !

法则1 胰头部位生理性融合层的手术入路标志

（1）胰腺下缘。

（2）结肠中静脉。

（3）胃十二指肠动脉。

法则2 显露胃网膜右动静脉根部的方法

（1）从外侧开始一层一层地分离、切断胰头部位的生理性融合层→显露胃网膜右静脉。

（2）生理性融合层没有血管→用钳子上下轻轻地掠过胰头进行分离。

（3）切断时，要使能量器械与膜分布平面保持一致。

法则3 夹闭操作的基础

（1）充分分离血管周围。

（2）确认夹闭的两端。

（3）注意空打、扭转、夹闭在原有的夹子上。

感 悟 !

"术中静脉出血往往很棘手。"

外科医生在手术中常常关注对动脉的处理，但是使手术陷入困境的出血多半是静脉出血。因为静脉壁薄，支持组织壁弱，容易受到损伤，且切断（损伤）后容易隐藏在组织中。术者此时明白真正的外科医生是要成为处理静脉的高手。

（译者：张忠涛，杨斌）

六、处理胃网膜右动脉

目标 | 掌握分离和切断胃网膜右动脉根部的手术操作

B配布（参考p29）
（术者位于患者左侧）

准备

（一）处理胃网膜右动脉前（图3-8-37）

- 助手钳子夹持并上抬胃窦部位大弯侧。
- 使包绕胃网膜右动静脉和幽门下动脉的索状结构呈垂直位置。
- 可见胃网膜右静脉的断端。
- 胃十二指肠动脉位于索状结构的后面。

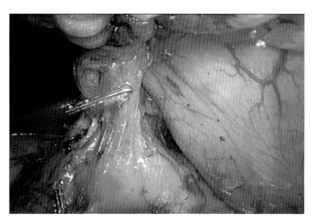

图3-8-37　处理胃网膜右动脉前

进行时

（二）练习题

问题1　描述包绕胃网膜右动静脉的膜结构。另外，叙述如何有效地利用其膜状结构特性处理胃网膜右动脉的手术操作步骤。

【术者左手钳子的手术操作】

问题2　进行胃网膜右动脉周围的分离时，术者左手钳子应夹持哪个部位？向何方向牵拉（图3-8-38）？

A. 稍离开待处理部位，大幅度地夹持包裹胃网膜右动静脉的索状结构（为了确保牢固夹持）。

B. 稍离开待处理部位，小幅度地夹持包裹胃网膜右动静脉的索状结构（可以摆旗操作）。

C. 抵压胰腺上缘（易看到胃网膜右动脉根部）。

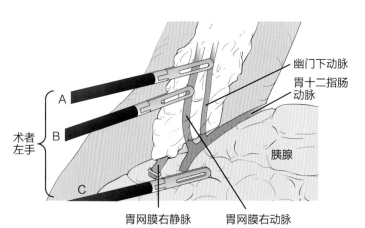

图3-8-38　问题2

注：原本术者左手钳子是从图的右下方插入，但为了便于理解，将其如图描绘（图3-8-40，图3-8-42，图3-8-43也是一样）。

【术者右手钳子的手术操作】

问题3　术者右手钳子分离胃网膜右动脉前稍厚的膜组织时，推荐使用什么方法（图3-8-39）？

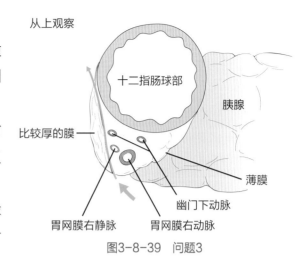

图3-8-39　问题3

A. 用钳子开脚操作（水平方向）分离前面的膜组织和胃网膜右动脉之间的组织（水平开窗）。

B. 用钳子的上下钟摆运动向十二指肠球部方向分离前面的膜组织和胃网膜右动脉之间的组织（垂直开窗）。

C. 没有分离操作的必要，用超声刀和血管封闭系统去切开膜组织（不开窗）。

问题4　术者右手钳子如何处理胃网膜右动脉和幽门下动脉的间隙（图3-8-40）？

A. 显露胃十二指肠动脉，确认胃网膜右动脉根部的位置后，用分离钳子的水平开脚分离间隙（水平开窗）。

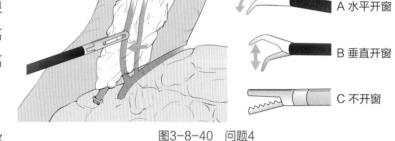

图3-8-40　问题4

B. 显露胃十二指肠动脉，确认胃网膜右动脉根部的位置，用分离钳子的垂直开脚分离间隙（垂直开窗）。

C. 显露出胃十二指肠动脉，确认胃网膜右动脉根部的位置，用超声刀的慢凝固模式去切开间隙（不开窗）。

（三）这样操作可以很好地处理胃网膜右动脉（解答）

解答1　包裹胃网膜右动静脉的膜结构和手术步骤（图3-8-41）

胃网膜右动静脉和幽门下动脉作为附着在十二指肠大弯侧的索状结构被膜包裹着。另外，在十二指肠球部和胰腺上缘之间，有稍肥厚的膜结构，与其相连的内侧由薄膜覆盖。在这个索状结构的突出部分开窗，向两侧（箭头）去切开膜样结构，将血管显露出来。

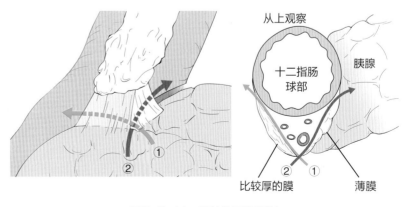

图3-8-41　膜结构局部解剖

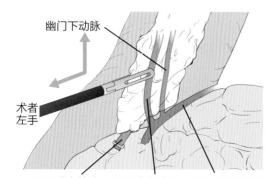

图3-8-42 处理胃网膜右动脉时术野形成示意图

【术者左手钳子的操作】

解答2 处理胃网膜右动脉时，术者左手的操作（图3-8-42）

处理胃网膜右动、静脉的原则是向其垂直方向伸展。助手钳子夹持、上抬胃幽门部大弯侧，使已伸展的索状结构处于垂直位置。术者左手仅夹持距离待处理部位1~2 cm处索状结构内的胃网膜右动脉（小幅度夹持），轻轻上抬且向外侧牵拉，可以形成良好的术野。

➡ 【选择B】

【术者右手钳子的手术操作】

解答3 分离胃网膜右动脉前面的方法（图3-8-43）

十二指肠球部和胰腺上缘之间有稍厚的膜结构，该膜构成了包含胃网膜右动静脉和幽门下动脉的索状结构前壁。在胰腺上缘开放索状结构的突出部分，用钳子和超声刀的刀头上下进行钟摆运动，垂直分离前壁的后面，再切开。从切开的创口处，可见被脂肪组织覆盖的胃网膜右动静脉。

➡ 【选择B】

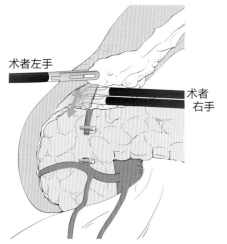

图3-8-43 分离胃网膜右动脉前面

解答4 分离胃网膜右动脉后面的方法（图3-8-44）

切开覆盖十二指肠球部内侧和胰腺表面部位的膜，可观察到胃十二指肠动脉。向末梢追溯胃十二指肠动脉，可以推测出胃网膜右动脉的分叉部位。在胃网膜右动脉的分叉部位附近，用分离钳子进行水平分离，可比较容易完成胃网膜右动脉和幽门下动脉之间的分离，游离胃网膜右动脉。在胃网膜右动脉中枢侧和末梢侧夹闭，用超声刀或者血管封闭系统进行凝固、切断。在此过程中，术者要注意避免胰腺的损伤。

➡ 【选择A】

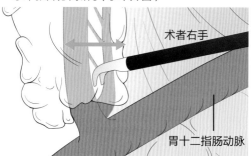

图3-8-44 分离胃网膜右动脉后面

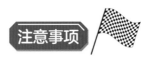

注意事项

（四）处理胃网膜右动脉（图3-8-45）

● 胃网膜右动脉被切断。

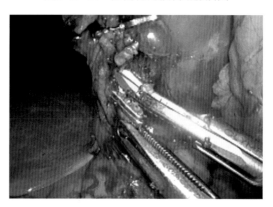

图3-8-45 处理胃网膜右动脉

● 可以观察到胃十二指肠动脉。

● 另外，还有未切断的幽门下动脉，故不能完全显露十二指肠壁。

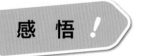

法则1　胃幽门下操作的要点

（1）分离粘连（胃幽门部后面和横结肠系膜、胰腺被膜）。

（2）分离生理性融合层（胰头部前面）。

（3）显露出胃网膜右动静脉和幽门下动脉的根部。

法则2　为显露胃网膜右动脉和幽门下动脉的分离

（1）胃网膜右动脉外侧的膜结构（胃网膜右动脉、胰腺、十二指肠围成的三角形）。

（2）胃网膜右动脉和幽门下动脉之间。

（3）幽门下动脉和十二指肠壁之间。

法则3　为显露幽门下血管，分离钳的使用方法

（1）胃网膜右动脉外侧→上下方向的钟摆运动（垂直开窗）。

（2）胃网膜右动脉和幽门下动脉之间→水平方向开窗。

（3）幽门下动脉和十二指肠→轻轻贴附十二指肠壁的上下钟摆运动（垂直开窗）。

感　悟

"动脉周围的分离方法要利用其组织学的特性。"

动脉周围的分离操作应该考虑：①外膜旁边的疏松结缔组织；②横穿的小血管；③血管周围的神经纤维及其网状结构。根据这些情况，要求掌握血管分离的技巧，仔细观察血管周围的组织。

（译者：杨斌，张忠涛）

七、处理幽门下动脉

目标　掌握分离和切断幽门下动脉的手术操作

B配布（参考p29）
（术者位于患者左侧）

准备

（一）处理幽门下动脉前（图3-8-46）

- 助手钳子夹持胃幽门部大弯侧，向上方抬起。
- 十二指肠球部呈垂直位置。
- 图3-8-47所示为胃网膜右动、静脉已被切断的情形。
- 在十二指肠壁的胃大弯侧可见幽门下动、静脉（通常被脂肪组织覆盖）。
- 因此通常不能露出十二指肠壁。

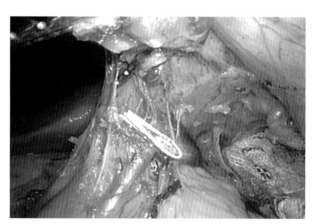

图3-8-46　处理幽门下动脉前

进行时

（二）练习题

问题1　描述幽门下动脉的特点，以及如何灵活运用这些特点来进行手术？

【术者左手钳子的手术操作】

问题2　处理幽门下动脉时，术者左手钳子应夹持哪个部位（图3-8-47）？

A. 内含已切断的胃网膜右静脉的索状物。

B. 内含已切断的胃网膜右动脉的索状物。

C. 内含幽门下动脉的索状物。

D. 胃幽门部大弯侧的胃壁。

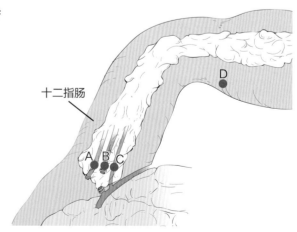

图3-8-47　问题2

【术者右手钳子的手术操作】

问题3　选择幽门下动脉和十二指肠壁之间的分离方法以及处理幽门下动脉的方法（图3-8-48）？

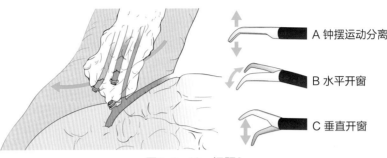

【分离方法】

A. 钳子钟摆运动进行垂直分离

B. 钳子开脚进行水平分离

C. 钳子开脚进行垂直分离

A 钟摆运动分离

B 水平开窗

C 垂直开窗

图3-8-48　问题3

【夹闭、切断】

a. 集簇夹闭，使用能量器械切断

b. 分离血管周围夹闭后，使用能量器械切断

问题4　处理幽门下动脉时，应注意避免哪些损伤？

（三）这样操作可以更好地处理幽门下动脉（解答）

解答1　幽门下动脉的解剖学特点及其在手术上的应用（图3-8-49）

幽门下动脉为胃十二指肠动脉或胃网膜右动脉发出的分支，其特征有：❶有时有2～3个分支；❷不向十二指肠球部发出分支；❸与十二指肠球部伴行。因此，可以较容易分离幽门下动脉和十二指肠壁之间的间隙。

【术者左手钳子的手术操作】

解答2　分离幽门下动脉时术者左手钳子的夹持位置和牵拉方向（图3-8-50）

处理幽门下动脉时，应使幽门下动脉呈垂直位、伸展状态。术者的左手钳子夹持被索状物包含的幽门下动脉，夹持部位稍稍远离幽门下动脉的待分离部位，向远离十二指肠的方向牵拉，可容易进行分离。

若索状物内脂肪含量较多，不得已的情况下，有时也要夹持结缔组织，此时调整夹持力度非常重要。

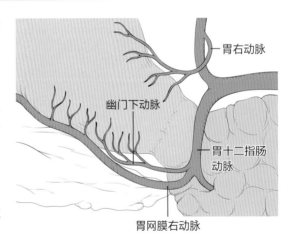

胃右动脉

幽门下动脉

胃十二指肠动脉

胃网膜右动脉

图3-8-49　幽门下动脉局部解剖

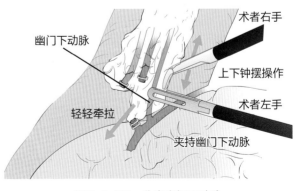

幽门下动脉

术者右手

上下钟摆操作

术者左手

轻轻牵拉

夹持幽门下动脉

图3-8-50　分离幽门下动脉

➡【选择C】

【术者右手钳子的手术操作】

解答3 分离幽门下动脉的方法（图3-8-51）

术者的左手钳子夹持幽门下动脉向远离十二指肠的方向牵拉后，用右手的Maryland钳子从十二指肠壁上分离幽门下动脉以及包裹幽门下动脉的脂肪组织，也就是将Maryland钳子前端朝向外侧，以钳子的背侧稍稍抵压十二指肠的末端，同时进行上下的钟摆运动，从十二指肠的后壁向前壁进行分离。分离后，向远离十二指肠壁的方向牵拉，使幽门下动脉离开十二指肠，将血管连同脂肪组织集簇夹闭，再进行凝固和切断。

➡【分离方法选择A，处理方法选择a】

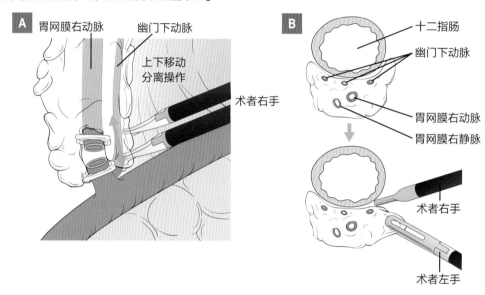

图3-8-51 分离幽门下动脉后面

解答4 处理幽门下动脉时应该注意避免的损伤

处理幽门下动脉的操作中，应把和十二指肠壁的分离控制在最小范围。分离时，不要过度用力进行强硬的推压操作，以免造成十二指肠壁损伤。另外，操作不当有时会损伤胰腺，也需要引起重视。

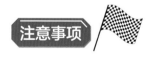

（四）处理幽门下动脉（图3-8-52）

● 正在进行幽门下动脉的处理。

● 沿着十二指肠壁上下移动钳子进行分离。

● 十二指肠球部和胰腺交界处显露胃十二指肠动脉。

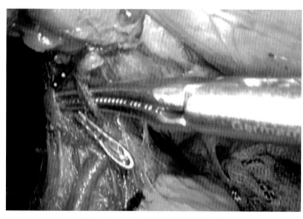

图3-8-52 处理幽门下动脉

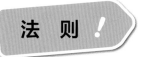

法　则

法则1　**处理血管的基本原则**

（1）关注血管的特性（解剖学部位、走行、分型亚型）。

（2）精确形成术野和分离操作。

（3）完全封闭血管。

法则2　**为显露胃网膜右动脉和幽门下动脉的分离**

（1）胃网膜右动脉外侧的膜结构（胃网膜右动脉、胰腺、十二指
肠围成的三角形）。

（2）胃网膜右动脉和幽门下动脉之间。

（3）幽门下动脉和十二指肠壁之间。

法则3　**为显露出幽门下动脉，分离钳的使用方法**

（1）胃网膜右动脉外侧→上下方向的钟摆运动（垂直开窗）。

（2）胃网膜右动脉和幽门下动脉之间→水平方向开窗。

（3）幽门下动脉和十二指肠→轻轻贴附十二指肠壁的上下钟摆运
动（垂直开窗）。

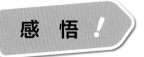

感　悟

"手术中'应该做的'和'不能做的'。"

手术操作是治疗疾病的方法，但同时也会对机体造成损伤。因此，术者要经常思考哪些是"应
该做的"和"不能做的"。过犹不及，多半对患者无益。

（译者：张忠涛，杨斌）

第九节 胃小弯侧的操作

一、显露胃右动脉的根部

> **目标** 掌握显露胃右动脉根部的方法

A配布（参照p29）
（术者位于患者两腿之间）

准备

（一）确认胃右动脉根部前（图3-9-1）

- 助手夹持胃右动脉，上抬。
- 形成十二指肠球部上方的无血管区。
- 开放无血管区，使包裹胃右动脉的膜形成半圆形穹隆状。
- 向肝脏方向切开半圆形穹隆状的右侧壁和左侧壁，便可确认胃右动脉的根部。

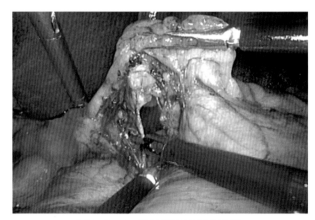

图3-9-1 确认胃右动脉根部前

进行时

（二）练习题

问题1 图中哪个部位是十二指肠球部上方小弯侧的无血管区（图3-9-2）？

【术者的手术操作】

问题2 助手右手上抬胃右动脉，进而形成穹隆状，展开无血管区。此时术者左手钳子应夹持哪个部位？右手如何操作开窗无血管区？

【左手夹持部位】

A. 夹持胃右动脉

B. 夹持无血管区腹膜

C. 抵压无血管区下方的十二指肠壁

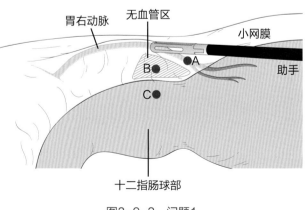

图3-9-2 问题1

【右手操作】

a. 钳子操作（水平开脚）

b. 超声刀切开腹膜

c. 用Cooper剪刀切开腹膜

问题3　无血管区开窗后，助手在形成的半圆形穹隆下，向肝侧去切开左右壁。术者左手应夹持哪个部位？另外，如何用右手操作向肝侧切开腹膜（图3-9-3）？

【左手夹持部位】

A. 胃右动脉

B. 切开稍稍下方的腹膜端

C. 十二指肠壁

【右手操作】

a. 用超声刀的工作刀头，通过刀头分离腹膜后，凝固、切开

b. 用超声刀凝固、切开半圆形穹隆状的壁

c. 用电铲凝固、切开半圆形穹隆状的壁

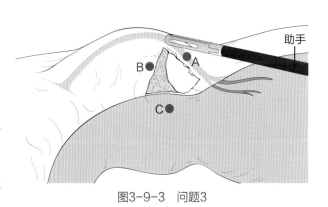

图3-9-3　问题3

问题4　叙述切开半圆形穹隆状两侧的腹膜后，处理半圆形穹隆中央的脂肪组织的方法。

（三）这样操作可以很好地显露胃右动脉根部（解答）

解答1　十二指肠球部上方小弯侧的无血管区（图3-9-4）

胃右动脉通常从肝固有动脉分支（也有从胃十二指肠动脉分支的情况）。胃右动脉分支后，呈弓形走行在小网膜中，注入胃幽门部小弯侧。十二指肠球部小弯侧和胃右动脉弓形走行部位之间没有血管分支，形成了所谓的无血管区。操作基本是从无血管区开始分离。

【术者的手术操作】

解答2　无血管区开窗（图3-9-5）

无血管区是助手钳子夹持胃右动脉和包裹其腹膜

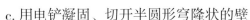

图3-9-4　十二指肠球部上方小弯侧的无血管区

上抬形成的半圆形穹隆状的区域。一般术者是用左手夹持将要开窗同部位的无血管区腹膜，但由于无血管区狭小，进行开窗操作困难，因此术者会用左手轻轻抵压无血管区正下方的十二指肠壁，控制无血管区的伸展和固定，协助术者右手进行开窗操作。

无血管区由2层比较强韧的腹膜组成，分离钳子水平分离多半较为困难。可先用超声刀凝固切开，再开小孔，扩大开窗。

➡【右手夹持部位推荐C，右手操作推荐b】

解答3 切开半圆形穹隆状左右壁的腹膜（图3-9-6）

由助手形成半圆形穹隆状，腹膜呈弧线形，形成半圆形穹隆的左右壁。在无血管区的开窗部，左手钳子夹持穹隆前壁的十二指肠侧断端，用右手的超声刀向胃右动脉的根部方向，切开腹膜。同样，半圆形穹隆的后壁也被切开。

此时助手钳子进行"摆旗操作"，可以发现半圆形穹隆内侧壁与肝十二指肠韧带内侧的膜相连续。

➡【左手夹持部位选择B，右手操作选择a】

解答4 处理半圆形穹隆中央的脂肪组织

对半圆形穹隆中央的脂肪组织，可用分离钳子的分离操作和超声刀的刀背行进一步索状化和膜状化，同时确认不含有胃右动脉和肝固有动脉等。然后用超声刀的慢凝模式向胃右动脉根部进行凝固、切断。

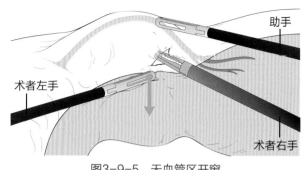

图3-9-5 无血管区开窗

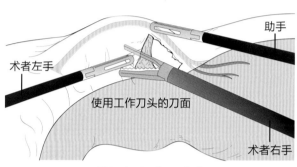

使用工作刀头的刀面

图3-9-6 切开腹膜

注意事项

（四）确认胃右动脉的根部（图3-9-7）

- 显露出包裹在脂肪组织中胃右动脉的根部。
- 需要注意胃右动脉主要从肝固有动脉分支，但也有从胃十二指肠动脉分支的情况。
- 另外需要注意有十二指肠溃疡既往史的患者，有时会存在胃右动脉挛缩的情况。

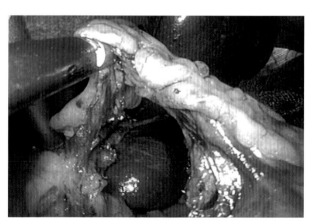

图3-9-7 确认胃右动脉的根部

法　则 !

法则1　处理血管的基本原则

（1）关注血管的特征（解剖学位置、走行、亚型）。

（2）精确形成术野与分离操作。

（3）完全封闭血管。

法则2　使用超声刀的要领（b.作用）

（1）夹持。

（2）刀铲。

（3）封闭（凝固）。

法则3　显露胃右动脉根部的方法

（1）上抬胃右动脉，伸展无血管区和开窗。

（2）以血管作为顶点，处理穹隆的内侧和外侧的膜。

（3）安全地封闭血管（注意血管亚型及肝固有动脉的封闭）。

感　悟 !

"腹腔脏器柔软：使之成为容易处理的位置和形状。"

因为腹腔脏器是柔软的脏器，可以变为容易处理的位置、方向以及形状。处理胃右动脉的要点是形成穹隆状。

（译者：杨斌，张忠涛）

二、分离、切断胃右动脉根部周围的组织

> **目标** 掌握分离和切断胃右动脉根部的手术技巧

> **A配布（参照p29）**
> （术者位于患者两腿之间）

准备

（一）切断胃右动脉前（图3-9-8）

【手术操作步骤】

● 在助手形成穹隆形基础上，从末梢（胃侧）向根部进行分离胃右动脉。

● 一般认为，胃右动脉根部被脂肪组织覆盖。

● 显露胃右动脉根部，夹闭后，切断胃右动脉。

● 另外，肝固有动脉还没有显露。

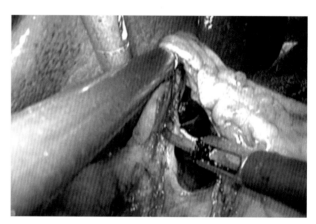

图3-9-8 切断胃右动脉前

进行时

（二）练习题

【术者左手钳子的手术操作】

问题1 分离胃右动脉根部周围的脂肪组织时，术者左手钳子应夹持哪个部位？向何方向牵拉（图3-9-9）？

【夹持部位】

A. 胃右动脉的末梢

B. 预定分离部位附近的胃右动脉

C. 胃右动脉根部的结缔组织

【牵拉方向】

a. 内侧方向

b. 肝侧方向

c. 十二指肠方向

d. 垂直上抬方向

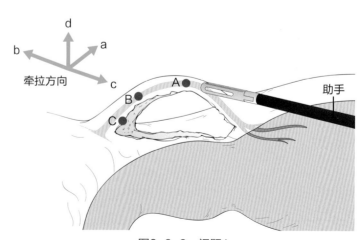

图3-9-9 问题1

【术者右手钳子的手术操作】

问题2　为了更容易分离胃右动脉根部周围的脂肪组织，应使用何种手术器械？如何进行操作？（图3-9-10）

【使用的手术器械】

A.分离钳　B.超声刀　C.血管密闭系统

*叙述其使用方法

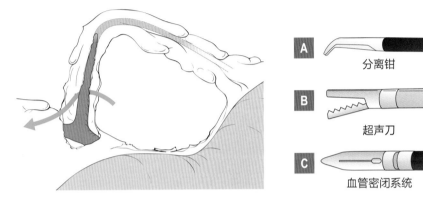

A　分离钳

B　超声刀

C　血管密闭系统

图3-9-10　问题2

问题3　叙述夹闭、切断胃右动脉时应注意的事项。

（三）这样操作可以恰好地切断胃右动脉（解答）

【术者左手钳子的手术操作】

解答1　处理胃右动脉根部时术者左手钳子的术野展开（图3-9-11）

助手形成穹隆形结构，术者无血管区开窗，向着胃右动脉根部进行分离，可以确认肝十二指肠韧带和包裹胃右动脉穹隆的界限。显露胃右动脉根部必需的术野为：❶**动脉呈垂直位**；❷**适度地伸展**；❸**可以动脉根部作为支点，进行小小的"钟摆运动"**。因此，夹持距离根部1～2 cm末梢的胃右动脉，将其上抬。掌握血管处理是手术的基础。

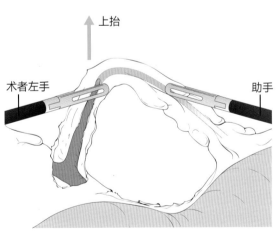

上抬

术者左手　　　　　　　　　　助手

图3-9-11　上抬胃右动脉

➡ 【夹持部位推荐B，牵拉方向推荐d】

【术者右手钳子的手术操作】

解答2　胃右动脉根部周围脂肪组织的分离操作（图3-9-12）

腹部手术存在疏松结缔组织的部位有：❶**动脉周围（尤其根部）**；❷**消化管附近**；❸**凹陷部位（后腹膜）**。

胃右动脉根部血管外膜的外侧由疏松结缔组织构成，使用超声刀的工作刀头（上下垂直钟摆运动）可容易分离。用超声刀凝固、切开后，显露出胃右动脉分叉部位和肝固有动脉。这时，左手钳子向胃右动脉的左右进行小的钟摆操作，协助右手操作。

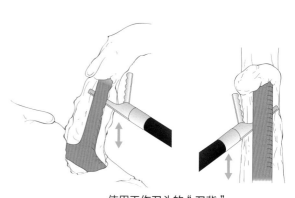

使用工作刀头的"刀背"

图3-9-12 上下垂直钟摆运动

➡ 【推荐B】

解答3 夹闭、切断胃右动脉根部时的注意事项（图3-9-13）

在胃切除术切断的动脉中，胃右动脉是最细的血管。分离血管周围后，牵拉胃右动脉要非常小心。此外，由于"血管根部夹闭"这种意识，有时夹子会夹在山状的肝固有动脉上。因此夹闭时应注意的操作法则有：❶充分分离血管周围；❷确认夹闭的两端；❸注意空打、扭转、夹闭在原有的夹子上。

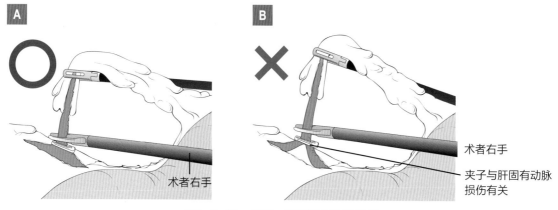

图3-9-13 夹闭、切断胃右动脉根部

注意事项

（四）分离胃右动脉根部（图3-9-14）

- 在胃右动脉的根部夹闭，切断。
- 过去一般认为，夹闭后用超声刀切断是危险的，但并没有产生特殊问题。
- 处理胃右动脉时，注意不要把肝固有动脉和肝左动脉误认为胃右动脉。

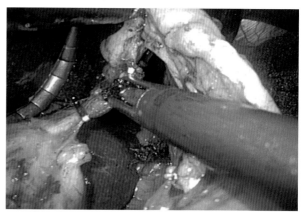

图3-9-14 分离胃右动脉根部

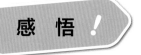

法则1　疏松结缔组织所在部位

（1）动脉周围（尤其根部）。

（2）消化管周围。

（3）凹陷部位（后腹膜）。

法则2　显露胃右动脉根部的方法

（1）上抬胃右动脉，伸展无血管区和开窗。

（2）处理包绕血管内侧和外侧的膜。

（3）完全夹闭血管（注意血管亚型，夹闭肝固有动脉）。

法则3　血管封闭系统

（1）面通电双极电极。

（2）形成均匀厚度的组织和刀头紧密闭合。

（3）切断预定的血管宽度和刀的宽度。

感 悟 ！

"动脉的处理比较简单，但处理不好的话后果很可怕。"

动脉壁厚，多半包绕着神经鞘，与周围的结缔组织结合疏松。把这些特性灵活运用在手术上，可以比较容易地完成动脉周围的分离操作。但是动脉性出血、动脉壁损伤（动脉瘤）、动脉狭窄在术后易令患者不快，处理时希望谨慎小心。

（译者：杨斌，张忠涛）

三、离断十二指肠（Roux-en-Y吻合的情况）

目标 掌握切断十二指肠的手术操作
（Roux-en-Y吻合时的切断）

A配布（参照p29）
（术者位于患者两腿之间）

准备

（一）离断十二指肠前（图3-9-15）

- 助手夹持胃幽门部上抬，充分开放胃幽门部后壁与胰腺前面的空间，插入直线型切割吻合器。
- 插入直线型切割吻合器后，减缓助手上抬幅度。
- 确认前端没有卷入其他组织。
- 术者准备击发。

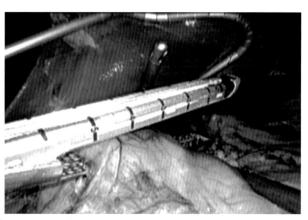

图3-9-15　离断十二指肠前

进行时

（二）练习题

问题1　要离断十二指肠，应从哪个套管穿刺器插入直线型切割吻合器？切断消化管的原则是什么？

问题2　用直线型切割吻合器离断十二指肠的操作中，最重要的是B字形成钉，列举3个妨碍吻合安全B字形成钉的代表性因素。

问题3　目前直线型切割吻合器难以单手操作，因此多用双手法进行操作，助手在插入时发挥着重要作用，选择助手的夹持部位和牵拉方向（图3-9-16）。

【夹持部位】

A. 胃幽门部后壁

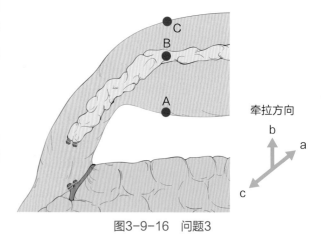

牵拉方向

图3-9-16　问题3

B. 胃幽门部大弯侧

C. 胃幽门部前壁

【牵拉方向】

a. 头侧牵拉　b. 上抬牵拉　c. 尾侧牵拉

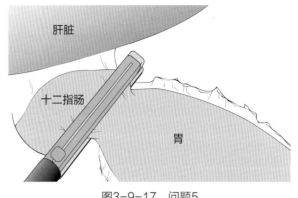

问题4　插入直线型切割吻合器前，术者应该进行什么操作？

问题5　如图3-9-17所示，在切断直线部位安装了直线型切割吻合器。列举安装后应确认的3点事项。

图3-9-17　问题5

问题6　叙述击发直线型切割吻合器时的注意事项。

问题7　叙述十二指肠断端的确认事项。

（三）这样操作可以很好地离断十二指肠（解答）

解答1　选择离断十二指肠时，直线型切割吻合器插入的套管穿刺器（图3-9-18）

离断消化道的原则是与消化管壁呈直角切断，将环状肌的断裂范围、血运不良部位的范围控制在最小限度。离断十二指肠也是如此，因此插入直线型切割吻合器可以用患者右侧下面的套管穿刺器。

解答2　妨碍直线型切割吻合器B字形成钉的因素（图3-9-19）

使用吻合器的注意事项：❶消化管管壁厚度是否均匀；❷吻合钉的高度；❸妨碍B字形成钉的因素。妨碍吻合钉B字成形的因素有：❶溃疡瘢痕和憩室；❷神经纤维；❸管壁的褶皱。吻合器吻合时，要求去除这些妨碍因素。

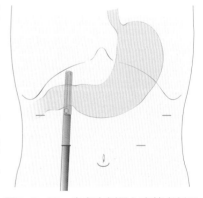

图3-9-18　患者右侧置入套管穿刺器

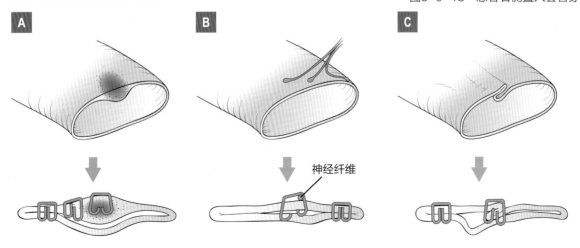

图3-9-19　妨碍吻合钉B字成形的因素

解答3 插入直线型切割吻合器时，助手形成术野的方法（图3-9-20）

插入直线型切割吻合器要求的术野是不在十二指肠壁上形成褶皱，而是使其呈斜上垂直伸展的状态。助手钳子可以夹持幽门环附近的胃幽门后壁，将其上抬。

➡ 【夹持部位选择A，牵拉方向选择b】

解答4 术者在插入直线型切割吻合器前应进行的操作

手术插入器械时的要点：❶方向；❷角度；❸深度。插入直线型切割吻合器前，先插入钳子，确认好方向、角度、深度。

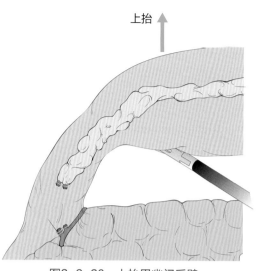

图3-9-20 上抬胃幽门后壁

解答5 在装好直线型切割吻合器后（击发前）应确认的事项（图3-9-21）

装好吻合器后，确认：❶前端有无夹入其他组织；❷十二指肠壁是否完全进入切割范围内；❸十二指肠壁有无褶皱。

解答6 击发直线型切割吻合器时的注意事项

击发时要用均匀的力量，缓慢地击发。

解答7 十二指肠断端的确认事项

确认断端止血和B字形成钉的确实性，根据情况进行包埋，包埋时留意形成大的死腔。不要将缝合线力量作用在吻合线上，防止吻合钉开裂。

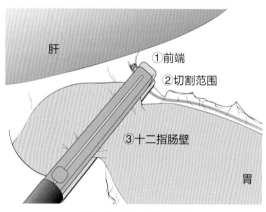

图3-9-21 确认事项

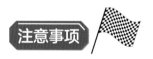

（四）离断十二指肠（图3-9-22）

- 用直线型切割吻合器切断了十二指肠。
- 可以看到十二指肠断端（3排吻合钉）。
- 十二指肠断端没有出血，B字形成钉也良好。
- 可以观察到胰腺前面和上缘（No.8a淋巴结）。

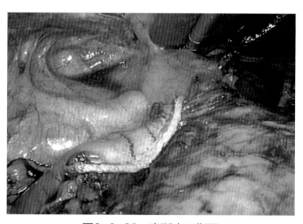

图3-9-22 离断十二指肠

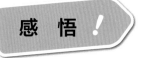

法则1　使用吻合器的注意点

（1）消化道管壁厚度是否均匀。

（2）吻合钉的高度。

（3）去除妨碍吻合钉B字成形的因素。

法则2　妨碍吻合钉B字成形的因素

（1）神经纤维。

（2）消化道管壁厚度不均匀（溃疡瘢痕、憩室等）。

（3）消化道管壁的褶皱。

法则3　吻合部位（缝合部位）出血的原因

（1）B字形成钉不确实（不恰当的吻合高度、吻合线）。

（2）卷入其他组织。

（3）吻合钉脱落。

感　悟

"用切割吻合器离断十二指肠。"

在腹腔镜下胃切除术中，使用直线型切割吻合器的最初步骤是离断十二指肠，要求根据吻合器和肠管的特性进行操作。请尽情享受"吻合器械和组织的交流"。

（译者：刘琪，杨斌，张忠涛）

四、清扫No.12a淋巴结

> **目标** 掌握清扫No.12a淋巴结的手术操作

A配布（参照p29）
（术者位于患者两腿之间）

准备

（一）清扫No.12a淋巴结前（图3-9-23）

【手术操作步骤】

● 结束离断十二指肠，将要开始清扫No.12a淋巴结。

● 用蛇形弯曲拉钩上抬肝脏。

● 以胃右动脉根部的切断端作为标志，推测肝固有动脉的走行。

● 助手夹持位于肝固有动脉内侧包裹No.12a淋巴结的腹膜，向内侧牵拉形成术野。

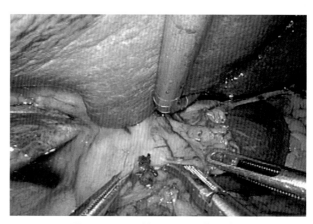

图3-9-23　清扫No.12a淋巴结前

进行时

（二）练习题

问题1　图3-9-24显示了肝十二指肠韧带的横断面图和肝固有动脉的分叉部位。

A. 利用肝十二指肠韧带的横断面图解剖学特征，描述No.12a淋巴结的清扫线。

B. 叙述清扫No.12a淋巴结时的淋巴管和小血管的解剖学特征。

A 十二指肠韧带的横断面图

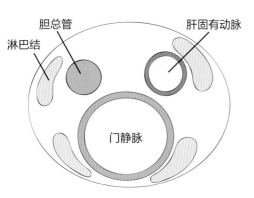

胆总管　　肝固有动脉

淋巴结

门静脉

B

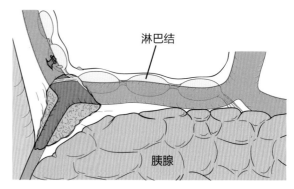

淋巴结

胰腺

图3-9-24　问题1

【术者左手钳子的手术操作】

问题2　从胃十二指肠动脉前面开始显露出肝固有动脉前面。开窗、切开肝十二指肠韧带腹膜时，术者左手钳子应夹持哪个部位？向何方向牵拉（**图3-9-25**）？

【夹持部位】

A. 预定切断部位稍内侧的腹膜

B. 预定切断部位稍外侧的腹膜

C. 预定切断部位稍肝侧的腹膜

【牵拉方向】

a. 肝侧

b. 尾侧

c. 患者右侧

d. 患者左侧

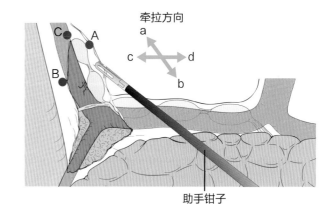

图3-9-25　问题2

【术者右手钳子的手术操作】

问题3　从肝固有动脉开始，清扫No.12a淋巴结，根据**图3-9-26**说明清扫过程中右手钳子的操作。

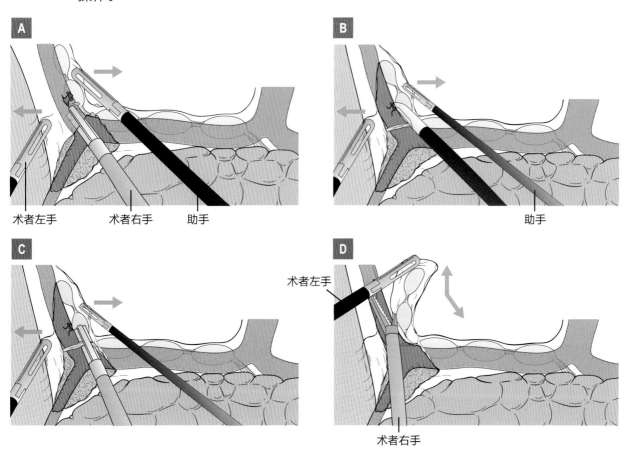

图3-9-26　问题3

问题4　列举清扫No.12a淋巴结时应该注意的事项。

（三）这样操作可以很好地完成No.12a淋巴结的清扫（解答）

解答1　No.12a淋巴结的解剖学特征（图3-9-27，图3-9-28）

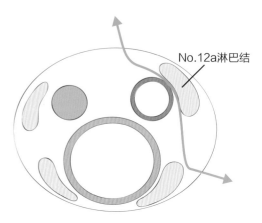

No.12a淋巴结

肝固有动脉和No.12a淋巴结之间没有交通支，所以比较容易分离。但是肝固有动脉分叉部位附近，与No.8a淋巴结相连续的淋巴管和小血管捆成束跨越肝固有动脉。在该束的肝侧和胰腺侧分离，捞起这束进行处理。

图3-9-27　No.12a淋巴结的解剖学特征

【术者左手钳子的手术操作】

解答2　处理肝十二指肠韧带腹膜时，术者左手钳子操作（图3-9-28）

腹腔镜下手术牵拉操作很重要。清扫No.12a淋巴结时可以夹持包绕No.12a淋巴结的腹膜，向内侧牵拉形成术野。另外，术者左手夹持预定分离部位内侧的腹膜，向患者右侧轻轻牵拉，向预定切开部位的腹膜方向进行，以便进行腹膜开窗。

➡【夹持部位选择A，牵拉方向选择c】

【术者右手钳子的手术操作】

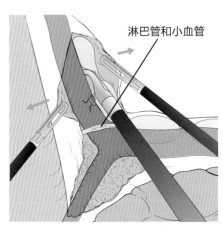

淋巴管和小血管

解答3　从肝固有动脉开始清扫No.12a淋巴结

清扫No.12a淋巴结是从肝固有动脉分离No.12a淋巴结的手术操作。首先，使用超声刀对肝固有动脉上面的腹膜进行开窗（A）。其次，显露胃右动脉分叉部和肝固有动脉分叉部的内侧（B），

图3-9-28　腹膜开窗

捞取与No.8a淋巴结相连续的淋巴管、小血管束，用超声刀凝固、切断（C）。从肝固有动脉上游离No.12a淋巴结后，从肝侧向十二指肠方向切开背侧的腹膜，清扫No.12a淋巴结（D）。

解答4　清扫No.12a淋巴结时应该注意的几点（图3-9-28）

清扫No.12a淋巴结时，应注意：❶与No.8a淋巴结相连续、跨越肝固有动脉分叉部位旁边的淋巴管和小血管束；❷注意辨认伴行血管分支，走行的亚型，避免误伤肝左动脉；❸避免损伤胃左静脉和门静脉。

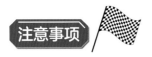

（四）清扫No.12a淋巴结后（图3-9-29）

● 从肝固有动脉上板状分离No.12a淋巴结（向内侧翻转）。

● 背面可以观察到门静脉。

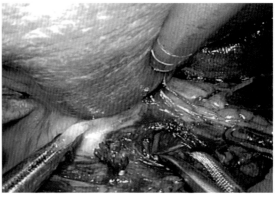

图3-9-29　清扫No.12a淋巴结后

● 注意从No.8a淋巴结发出的淋巴管和小血管跨越肝固有动脉区域的处理。

● 肝侧的淋巴管离断后，为了不发生淋巴漏，一定要确保封闭。

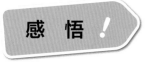

法则1　夹持钳子的要点

（1）夹持部位（胃壁、血管、腹膜）。

（2）牵拉方向。

（3）牵拉力。

法则2　形成术野的牵拉方向

（1）远离后腹膜腔的方向（上抬）。

（2）远离脏器的方向。

（3）分离的方向。

法则3　清扫No.12a淋巴结的步骤

（1）分离肝固有动脉分叉部的左侧。

（2）分离胃右动脉分叉部附近肝固有动脉左侧。

（3）切断流入和流出No.8a淋巴结的小脉管束。

感　悟

"板状清扫No.12a和No.8a淋巴结。"

存在于后腹膜腔血管周围的No.12a和No.8a淋巴结，可进行板状清扫。包绕血管神经鞘的外侧存在疏松结缔组织，结缔组织外侧存在淋巴结和一侧流入、流出淋巴的血管等。因此，要根据解剖学特征和组织学特性进行手术操作！

（译者：杨斌，张忠涛）

五、清扫No.8a淋巴结（术者位于患者右侧）

目标 掌握清扫No.8a淋巴结的手术操作技巧（患者右侧的手术入路）

C配布（参照p30）
（术者位于患者右侧）

准备

（一）清扫No.8a淋巴结前（图3-9-30）

- 目前对清扫No.8a淋巴结的手术操作，进行了各种改进。
- 主要的问题是：❶术者的站立位置（患者的两腿之间，右侧，左侧）；❷清扫方向（前面开始，外侧开始，内侧开始）。
- 照片上，术者站立在患者右侧，采取从外侧的手术入路。这时，腹腔镜多半用软管型。
- 腹腔动脉的分支中血管的分支、走行亚型（Adachi分类）多→用术前CT确认血管走行。

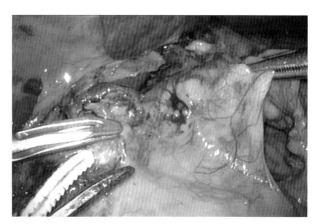

图3-9-30　清扫No.8a淋巴结前

进行时

（二）练习题

问题1 图3-9-31、图3-9-32分别为肝总动脉和No.8a淋巴结的横断面图。描述图3-9-31中清扫No.8a淋巴结时的清扫线，以及图3-9-32中开始分离的起始点。

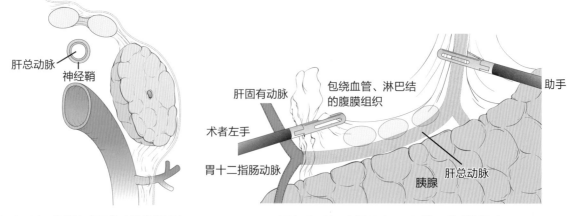

图3-9-31　问题1（肝总动脉横断面）

图3-9-32　问题1（No.8a淋巴结横断面）

问题2 叙述患者右侧手术入路的优缺点。

问题3 右侧手术入路时，助手钳子的作用是什么？

【术者左手钳子的手术操作】

问题4 右侧手术入路时，术者左手钳子应夹持哪个部位？向何方向牵拉（图3-9-33）？

【夹持部位】

A. 包含No.8a淋巴结胰腺上缘切断端的结缔组织

B. No.8a淋巴结

C. 胰腺上缘的被膜

【牵拉方向】

a. 上抬

b. 头侧、上抬

c. 患者右侧

【术者右手钳子的手术操作】

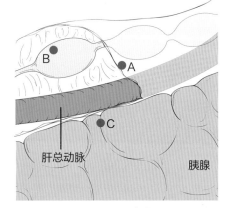

肝总动脉

胰腺

图3-9-33 问题4

问题5 术者右手钳子使用什么能量设备，其主要作用是什么？

问题6 本操作中应注意哪些罕见并发症？

（三）这样操作可以很好地完成No.8a淋巴结的清扫（侧方手术入路）（解答）

解答1 No.8a淋巴结清扫线和开始清扫部位（图3-9-34、图3-9-35）

图3-9-34所示为No.8a淋巴结清扫线。在胰腺上缘，包绕肝总动脉的神经鞘外侧，连接膈肌脚延长线上，进行淋巴结清扫。

选择开始分离部位的主要原则：❶无（少）血管区；❷结缔组织疏松部位；❸凹陷部位（腹膜）。清扫No.8a淋巴结的区域是肝总动脉、胃十二指肠动脉、胰腺上缘围成的三角形区域，为无血管区（图3-9-35，箭头）。

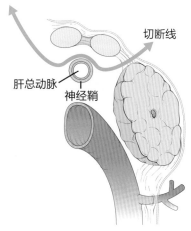

切断线

肝总动脉
神经鞘

图3-9-34 No.8a淋巴结清扫线

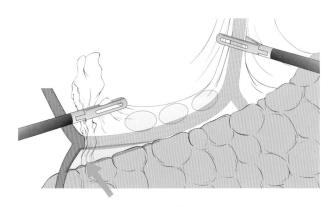

图3-9-35 无血管区示意图

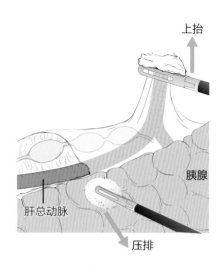

解答2 患者右侧手术入路的优点和缺点

有必要充分理解从患者右侧清扫No.8a淋巴结的优点和缺点。其优点是，若患者胰腺凸向腹侧或胰腺被膜厚，右侧入路容易确认胰腺上缘和No.8a淋巴结构成的板状边界。缺点为能量设备前端肉眼可视性不良，要求使用慢凝固模式操作。在操作中需要注意避免损伤胰腺，推荐使用软管腔镜。此外，胰腺上缘位于头侧的患者肋弓，有时会影响操作，需要注意。

图3-9-36 右侧手术入路时助手操作

解答3 患者右侧手术入路时助手钳子的作用（图3-9-36）

助手形成术野，便于术者确定肝总动脉和胰腺上缘的No.8a淋巴结。形成术野步骤为：❶**用纱布球抵压胰腺上缘；❷上抬胃左动脉；❸夹持肝总动脉神经鞘向尾侧牵拉。**

【术者左手钳子的手术操作】

解答4 患者右侧手术入路时术者左手钳子操作（图3-9-37）

夹持胰腺上缘的切断部位稍稍头侧的结缔组织，稍稍向头侧抬起，这样可伸展（拉伸）包绕No.8a淋巴结的板状结构和胰腺上缘的边界，明确切断部位。需要注意的是，若牵拉力过大，可撕裂包绕No.8a淋巴结的板状结构或产生胰腺损伤。

➡ 【夹持部位选择A，牵拉方向选择b】

【术者右手钳子的手术操作】

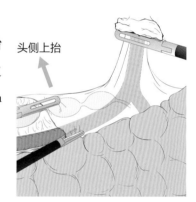

图3-9-37 右侧手术入路时术者
左手钳子操作

解答5 术者右手的能量设备及其主要作用

基本上用超声刀、短波、慢切凝固模式进行切断胰腺上缘和分离肝总动脉周围板状结构（向头侧掀起）。

解答6 手术操作中的罕见并发症

右侧手术入路清扫No.8a淋巴结注意避免：❶**损伤胰腺；❷肝总动脉的热损伤（延迟性动脉瘤）；❸伴随胃左静脉损伤的出血。**

注意事项 🏁

（四）No.8a淋巴结清扫（图3-9-38）

- 从患者右侧的手术入路，进行No.8a淋巴结清扫。
- 使用软管腹腔镜。
- 可以观察到术者的钳子从显示器的右侧出现。
- 从患者的右侧切断胰腺和包绕No.8a淋巴结的板状

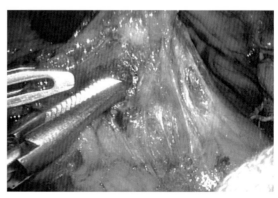

图3-9-38 清扫No.8a淋巴结

结构。

●其间要求处理胃左静脉。

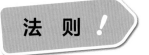

法则1 开始分离的部位

（1）无（少）血管区。

（2）结缔组织疏松部位。

（3）凹陷部位。

法则2 清扫No.8a淋巴结的步骤

（1）从肝总动脉、胃十二指肠动脉、胰腺上缘组成的三角形区域
　　 开始手术入路。

（2）上抬包绕No.8a淋巴结的腹膜，多处切开、分离胰腺附着部
　　 位（正面法）。

（3）向头侧的平板分离（掀起）。

法则3 左手和右手的协调操作

（1）分离、切断操作：左手→以术野微调整静止结束→右手。

（2）缝合操作是左右手交互操作（单手，另外一手协助）。

（3）术野静止的重要性：调整左右手的力度，兼顾组织的脆性。

感 悟！

"开腹手术意识不到的视野方向。"

经常说"腹腔镜下手术形成术野很重要"。腹腔镜下手术的术野是通过显示器来呈现的，因此，会受到视角和深部感觉的限制。另一方面，依据放大视野效果和镜头前端的位置及方向，可以提供和通常视野不同的术野。清扫No.8a淋巴结也需要根据视野来调整操作。

（译者：张忠涛，杨斌）

六、清扫No.8a淋巴结（术者位于患者两腿之间）

目标	掌握清扫No.8a淋巴结的手术操作（正面手术入路）

A配布（参照p29）
（术者位于患者两腿之间）

准备

（一）清扫No.8a淋巴结（图3-9-39）

- 术者位于患者两腿之间，使用腹腔镜的斜视镜。
- 离断了十二指肠。
- 术者左手钳子和助手钳子板状上抬包绕No.8a淋巴结及板状结构。
- 可见凹陷部位为切除的板状结构和胰腺上缘之间的界限。

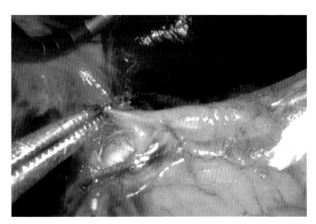

图3-9-39 清扫No.8a淋巴结

（二）练习题

问题1 叙述正面法清扫No.8a淋巴结手术操作的优点和缺点。

问题2 清扫No.8a淋巴结从哪个部位开始？需要确认什么结构（图3-9-40）？

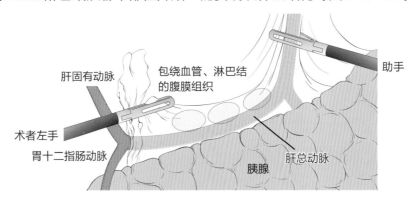

肝固有动脉　　包绕血管、淋巴结的腹膜组织　　助手

术者左手

胃十二指肠动脉　　胰腺　　肝总动脉

图3-9-40 问题2

【术者左手钳子的手术操作】

问题3 清扫No.8a淋巴结时，术者左手钳子应夹持哪个部位？向何方向牵拉（图3-9-41）？

【夹持部位】

A. 胃左动脉

B. 包裹No.8a淋巴结的腹膜

C. 胰腺上缘附近的胰腺被膜

【牵拉方向】

a. 头侧斜上上抬

b. 垂直上抬

c. 尾侧斜下上抬

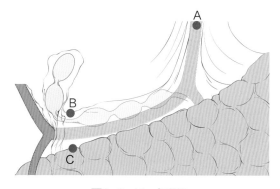

图3-9-41　问题3

问题4　为了避免裂伤组织，夹持、牵拉的要点是什么？

【术者右手钳子的手术操作】

问题5　要清扫No.8a淋巴结，请在图3-9-42标出腹膜开窗的部位。

问题6　包含No.8a淋巴结的腹膜开窗后，应进行什么操作？

问题7　清扫No.8a淋巴结的头侧线位于何处？如何进行切断？

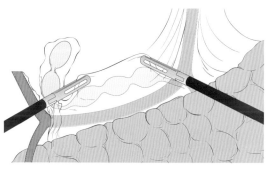

图3-9-42　问题5

（三）这样操作可以很好地清扫No.8a淋巴结（正面手术入路）（解答）

解答1　正面法清扫No.8a淋巴结的优点和缺点

正面法是术者位于患者两腿之间进行手术入路的方法，其优点为用斜视镜观察胰腺上缘，进行No.8a淋巴结清扫时，很少误认胰腺上缘线。而且腹膜开窗的分离操作是通过钳子到达组织的力度穿过头侧完成的，胰腺损伤的风险较小。其缺点为，由于胰腺突出向腹侧，导致观察胰腺上缘困难。在夹持、上抬包裹No.8a淋巴结板的腹膜时，由于腹膜脆弱，容易产生对板状结构的损伤。另外，也有学者认为这个操作会削弱No.8a背侧的淋巴清扫。

解答2　清扫No.8a淋巴结的开始部位和需要确认的结构（图3-9-43）

清扫No.8a淋巴结的开始部位与患者右侧手术入路相同，从无（少）血管区的胃十二指肠动脉、肝总动脉、胰腺上缘围成的三角形区域开始（图3-9-43，箭头）。重要的是显露、确认胃十二指肠动脉壁。

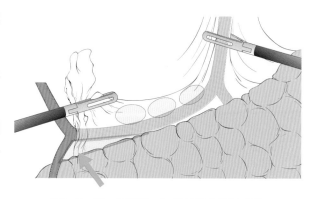

图3-9-43　清扫No.8a淋巴结的开始部位

【术者左手钳子的手术操作】

解答3 术者左手钳子的夹持部位和牵拉方向（图3-9-44）

伸展组织方向的原则：❶远离脏器的方向；❷远离后腹膜腔的方向；❸分离的方向。No.8a淋巴结存在于后腹膜腔。术者左手钳子和助手钳子夹持覆盖No.8a淋巴结板的腹膜，将其上抬，可观察到与胰腺之间凹陷的部位。

➡ 【夹持部位选择B，牵拉方向选择b】

解答4 避免裂伤组织的要点

胰腺上缘腹膜是非常脆弱的膜结构。因此，牵拉时需要调整力度，需要掌握夹持神经纤维和腹膜2层结构的手术技巧。

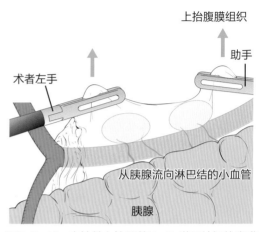

图3-9-44 夹持并上抬覆盖No.8a淋巴结板的腹膜

【术者右手钳子的手术操作】

解答5 清扫No.8a淋巴结的腹膜开窗（图3-9-45）

在No.8a淋巴结板和胰腺上缘界限凹陷部位的2～3处，用分离钳子水平分离开窗。要点是术者左手调整力度。

解答6 腹膜开窗后的操作

用超声刀夹持邻近开窗与开窗之间的组织，切开胰腺上缘。然后向头侧掀起包含No.8a淋巴结的神经板，进行分离操作。

解答7 清扫No.8a淋巴结的头侧线及其处理方法

No.8a淋巴结板的头侧切断线与左侧膈肌脚上缘的延长线一致。需要注意的是如果上抬时的张力过大，闭合将不充分。

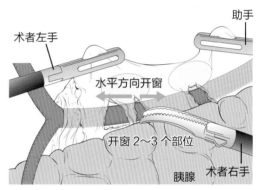

图3-9-45 清扫No.8a淋巴结时的腹膜开窗

注意事项 🏁

（四）No.8a淋巴结清扫（图3-9-46）

- 在胰腺上缘切开包含No.8a淋巴结的神经板，围绕肝总动脉向头侧掀起。
- 操作时注意避免损伤胰腺、肝总动脉、胃左右静脉。
- 头侧的切断线为左侧膈肌脚上缘的延长线。
- 用能量器械切断包绕No.8a淋巴结神经板的

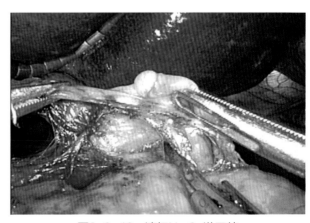

图3-9-46 清扫No.8a淋巴结

法 则 ！

法则1 **开始分离的部位**

（1）无（少）血管区。

（2）结缔组织疏松部位。

（3）凹陷部位。

法则2 **清扫No.8a淋巴结的步骤（正面法）**

（1）从肝总动脉、胃十二指肠动脉、胰腺上缘组成的三角形区域进行手术入路。

（2）上抬包绕No.8a淋巴结的腹膜，多处切开、分离胰腺附着部位（正面法）。

（3）向头侧的平板分离（掀起）。

法则3 **左手和右手的协调操作**

（1）分离、切断操作：左手→以术野微调整静止结束→右手。

（2）缝合操作是左右手交互操作（单手，另外一手协助）。

（3）术野静止的重要性：调整左右手的力度，兼顾组织的脆性。

感 悟 ！

"分离操作要避免过度用力：合理选择分离钳子。"

分离操作是分离钳子的前端牵引组织，分裂纤维组织间隙的操作。因此应合理选择分离钳子前端的形状，操作时不需要用力过大。前端稍锐的钳子在清扫No.8a淋巴结时，可有效地进行腹膜开窗。

（译者：杨斌，张忠涛）

七、处理胃左静脉

> **目标** 掌握处理胃左静脉的手术操作

A配布（参照p29）
（术者位于患者两腿之间）

准备

（一）处理胃左静脉前（图3-9-47）

- 助手用钳子上抬胃胰皱襞，因此，可以观察到胃胰皱襞呈"半岛"状。
- U字形切开半岛状前端的腹膜后，沿着右侧膈肌脚上缘切开右侧腹膜。
- 用超声刀去切开"半岛"状的前端，显露胃左静脉。

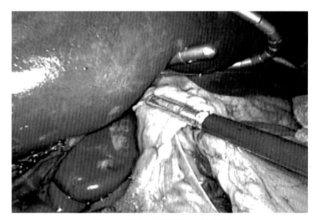

图3-9-47 处理胃左静脉前

进行时

（二）练习题

问题1 图3-9-48显示了胃左静脉走行的亚型。其中①～④中，哪种走行类型出现的频率最高？

【术者左手钳子的手术操作】

问题2 助手夹持胃胰皱襞并上抬，暴露胃左静脉前面。此时分离胃左静脉后面。拟术者左手钳子的操作方法推荐以下哪个？

A. 分离胃左静脉后面时，夹持胃壁稍稍上抬。

B. 小幅度夹持胃左静脉壁，向远离组织交界部位的方向牵拉。

C. 抵压胃左静脉附近的胰腺上缘。

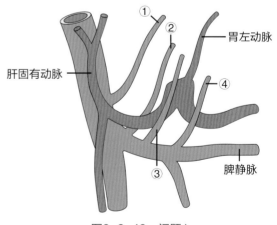

胃左动脉
肝固有动脉
脾静脉

图3-9-48 问题1

【术者右手钳子的手术操作】

问题3 如何用分离钳子安全地分离胃左静脉后面（图3-9-49）？

A. 用前端比较锐利的钳子伸过后面，进行上
下方向的钟摆运动。

B. 钳子水平开脚分离操作分离后面。

C. 超声刀水平方向的夹持和凝固切开。

D. 超声刀垂直方向夹持和凝固切开。

问题4 如何夹闭胃左静脉？

问题5 如何切断胃左静脉？

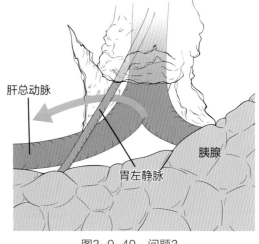

图3-9-49 问题3

（三）这样操作可以很好地处理胃左静脉（解答）

解答1 胃左静脉走行的亚型

胃左静脉在胃胰皱襞内与胃左动脉伴行，既有流入门静脉和流入脾静脉的类型，也有走行在肝总动脉后面和走行在肝总动脉前面的类型。因此清扫No.8a淋巴结和处理胃胰皱襞时，需要注意，最好根据术前CT等先确认好胃左静脉的走行。

➡ 【出现频率①＞③④＞②】

【术者左手钳子的手术操作】

解答2 术者左手钳子的夹持部位和牵拉方向（图
3-9-50）

静脉的特征是：❶静脉壁薄；❷与动脉相比，静脉周围的组织和疏松部分的区域较窄；❸血管分支的根部容易受到损伤。另外，胰腺上缘胃左静脉的分支少。因此，用前端稍锐利的Maryland钳子伸入胃左静脉后面的脂肪组织，可较容易捞取血管。操作时夹持含有胃左静脉的结缔组织的胃侧（中枢侧），将其上抬，拉伸血管呈垂直位置。与胃网膜右静脉不同，胃左静脉后面没有损伤脏器的危险，故不需夹持静脉本身。

➡ 【选择A】

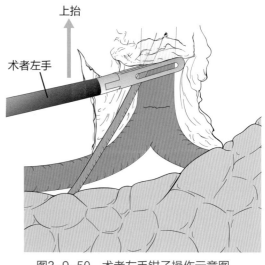

图3-9-50 术者左手钳子操作示意图

【术者右手钳子的手术操作】

解答3　术者右手钳子操作分离胃左静脉后面（图3-9-51）

如前所述，钳子穿过胃左静脉后面的脂肪组织，做上下钟摆运动，可以分离胃左静脉。分离胃左静脉的范围为可以夹闭处理和切断的最小限度。

➡【选择A】

解答4　胃左静脉的夹闭操作

胃左静脉从脏器向后腹膜腔方向流出。因此，首先从胃侧进行夹闭，然后实施后腹膜腔侧的夹闭处理。用超声刀凝固、切开夹闭之间的血管。因静脉有时血液会逆流，且壁薄，切断静脉有时封闭不充分，故最好还是先夹闭切断部位的两端为好。

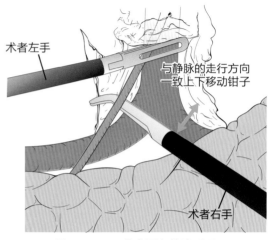

图3-9-51　分离胃左静脉后面

解答5　切断胃左静脉

胃左静脉夹闭处理后，用超声刀、血管密闭系统或者剪刀切断。用能量器械处理静脉时，应注意有时焦痂会附着在刀头上。

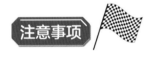

（四）处理胃左静脉后（图3-9-52）

- 用夹子处理胃左静脉，结束切断。
- 静脉分支部位在上下用力和扭转力作用后，容易产生损伤，需要注意。
- 在夹闭和切断操作上，进行最小限度的分离。
- 考虑到静脉是"从脏器向后腹膜腔"的血液流动，应先在胃侧进行夹闭。

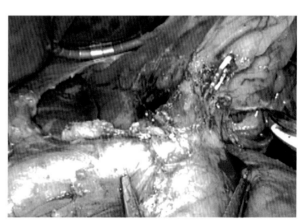

图3-9-52　处理胃左静脉后

法 则 !

法则1 要求外科医生掌握的血管知识

（1）血管的局部解剖（和膜的关系）。

（2）血管的分支和方向（也包含亚型）。

（3）无（少）血管区。

法则2 处理血管的法则

（1）关注血管的特征（解剖学部位、走行、亚型）。

（2）精确形成术野，进行分离操作。

（3）完全封闭血管。

法则3 暴露胃左动脉根部的方法

（1）伸展、上抬胃胰皱襞，形成术野（夹持动脉）。

（2）切开右侧膈肌脚上缘的腹膜，确定胃左动脉根部。

（3）U字形切开胃胰皱襞附着部位，并分离胃左动脉左侧。

感 悟 !

"夹闭静脉也需要深思熟虑。"

"夹闭和切断血管"是重要的手术操作之一。外科医生多半注意动脉夹闭，而不重视对静脉的处理。然而术中静脉出血和静脉回流障碍是消化道吻合口瘘的重要原因，也可以认为静脉出血是手术操作造成的吧？

（译者：杨斌，张忠涛）

八、显露、处理胃左动脉

A配布（参照p29）
（术者位于患者两腿之间）

准备

（一）暴露、处理胃左动脉前（图3-9-53）

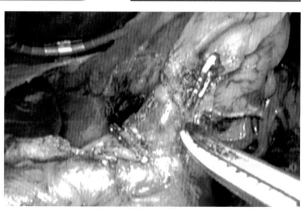

- 助手钳子上抬胃胰皱襞。
- 在"半岛状"胃胰皱襞前端部分，完成了胃左静脉的切断。
- 在胃左动脉的左侧部分，可见包含No.7淋巴结的脂肪组织。
- 要分离胃左动脉周围。

图3-9-53　处理胃左动脉前

进行时

（二）练习题

问题1　图3-9-54为胃左动脉水平的矢状面，图中①～③分别表示什么结构。

【术者左手钳子的手术操作】

问题2　分离胃左动脉左侧时，术者左手钳子应夹持哪个部位？向何方向牵拉（图3-9-55）？

【夹持部位】

A. 胃左动脉左侧的脂肪组织（分离附近）

B. 切断的侧胃左动脉本身

C. 胃角部小网膜

【牵拉方向】

a. 上抬

b. 内侧

c. 外侧

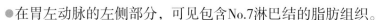
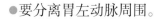

腹主动脉

图3-9-54　问题1

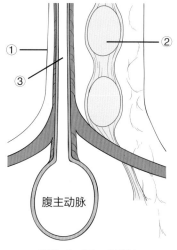
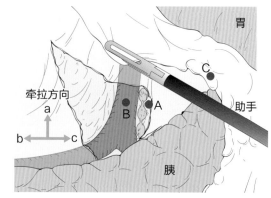

图3-9-55　问题2

【术者右手钳子的手术操作】

问题3　如何进行胃左动脉左侧的分离（图3-9-56）？

　　A. 使用超声刀工作刀头的刀面（纵长开窗左侧）

　　B. 使用超声刀切开、凝固（阶段方式，纵长开窗左侧）

　　C. 使用分离钳子开窗（水平分离）

问题4　上下大范围开放胃左动脉左侧后，如何进行动脉后方的分离（纵隔侧）？

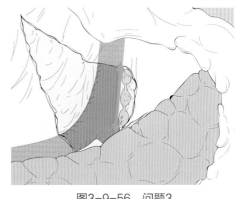

图3-9-56　问题3

问题5　如何夹闭胃左动脉？

问题6　切断胃左动脉后，向食管胃结合部进行分离时，应注意什么问题？

（三）这样操作可以很好地显露、处理胃左动脉（解答）

解答1　胃左动脉周围的解剖

胃左动脉周围的组织应注意的几点：❶**胃左动脉右侧靠近腹膜**；❷**左侧存在No.7淋巴结及迷走神经，沿着胃左动脉走行的淋巴管**；❸**前后（腹侧、背侧）由以脂肪组织为中心的结缔组织构成。**

➡ 【①内侧腹膜，②No.7淋巴结，③胃左动脉】

【术者左手钳子的手术操作】

解答2　分离胃左动脉左侧（清扫No.7淋巴结）时，术者左手钳子的夹持位置和牵拉方向（图3-9-57）

分离胃左动脉根部周围时，要求拉伸根部为垂直位置。因此，夹持距离胃左动脉根部3～5 cm末梢的动脉并将其上抬。另外，需要观察到胃左动脉右侧和左侧的情况，可以胃左动脉根部为支点，进行扇形操作，则胃胰皱襞的右侧和左侧变得易于观察。

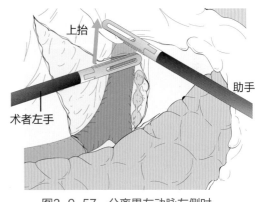

图3-9-57　分离胃左动脉左侧时，术者左手钳子操作示意图

➡ 【夹持部位选择B，牵拉方向选择a】

【术者右手钳子的手术操作】

解答3　分离胃左动脉左侧的手术操作（图3-9-58）

胃左动脉的左侧比较疏松，仅有数根横向走行的小血管和神经。但是处理胃左动脉前，如果出血，则会妨碍术野。因此需用超声刀以阶段性方式

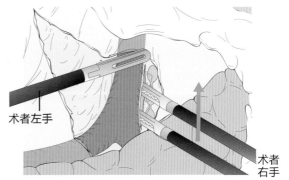

图3-9-58　阶段状开窗

开窗，即以刀头的方向咬住横向走行纤维反复地进行夹持、凝固、切开，向着末梢方向阶段性地开窗、向上下进行长开窗，使后续清扫No.11p淋巴结变得容易。

➡【选择B】

解答4 **胃左动脉后方的分离（图3-9-59）**

不要勉强进行胃左动脉后方（头侧）的分离，开窗到可以夹闭处理胃左动脉即可，即用Maryland钳子向上下扩大开窗，夹闭处理后，用超声刀切断胃左动脉。

解答5 **夹闭胃左动脉**

夹闭胃左动脉时，不必从动脉上分离神经鞘，而是在神经鞘上进行夹闭，用超声刀和血管封闭系统进行封闭和夹闭。

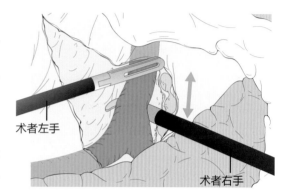

图3-9-59 分离胃左动脉后方

解答6 **向食管胃结合部分离操作的注意点**

切断胃左动脉后，分离胃后面到食管胃结合部。这时，需注意有左膈下动脉分支发出的贲门胃底支以及存在2根胃左动脉的情况，要非常小心地分离。需分离附着在右侧和左侧膈肌脚上的结缔组织。

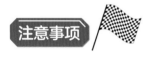

（四）显露、处理胃左动脉（图3-9-60）

- 用夹子夹闭胃左动脉，用超声刀切断。
- 有时胃左动脉从腹腔动脉分支后直接分为2个分支，处理一根以后要继续处理另一根。
- 腹腔动脉分支有很多亚型（Adachi分型）。重要的是通过术前CT确认好分支类型。

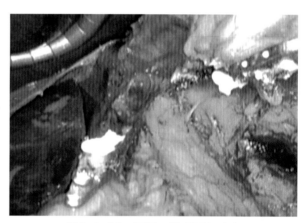

图3-9-60 显露、处理胃左动脉

法　则！

> **法则1　处理血管的法则**
>
> （1）关注血管的特征（解剖学部位、走行、亚型）。
>
> （2）精确形成术野，进行分离操作。
>
> （3）完全封闭血管。
>
> **法则2　暴露胃左动脉根部的方法**
>
> （1）伸展、上抬胃胰皱襞，形成术野（夹持动脉）。
>
> （2）切开右侧膈肌脚上缘的腹膜，确定胃左动脉根部。
>
> （3）U字形切开胃胰皱襞附着部位，并分离胃左动脉左侧。
>
> **法则3　胃切除术危险的出血部位**
>
> （1）脾脏损伤。
>
> （2）Henle干附近的静脉。
>
> （3）动脉损伤（贲门胃底分支）。

感　悟！

"胃左动脉是被神经鞘包绕的索状结构。"

处理胃左动脉时，有的术者采用分离包绕胃左动脉的神经鞘后夹闭处理。其实只要夹闭和使用能量器械，即可一并处理神经鞘包绕着的胃左动脉。

（译者：杨斌，张忠涛）

九、清扫No.11p淋巴结

目标	掌握清扫No.11p淋巴结的手术操作

A配布（参照p29）
（术者位于患者两腿之间）

准备

（一）No.11p淋巴结清扫前（图3-9-61）

- 助手钳子夹持、上抬被胃胰皱襞包裹的胃左动脉，拉伸胃胰皱襞。
- 在胃左动脉的左侧进行长的上下开窗。
- 为清扫No.11p淋巴结，需要进入Gerota筋膜前面。

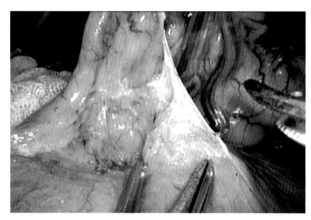

图3-9-61 清扫No.11p淋巴结前

进行时

（二）练习题

问题1 叙述腹腔动脉和胰腺体尾部的位置关系。叙述根据其解剖学特性清扫No.11p淋巴结时手术操作的技巧。

【术者左手钳子的手术操作】

问题2 选择清扫No.11p淋巴结时夹持部位和牵拉方向（图3-9-62）。

【夹持部位】

A. 暴露的脾动脉附近的胰腺被膜

B. 胃左动脉

C. 胰腺被膜（前、后）延伸线上的腹膜

【牵拉方向】

a. 上抬（胰腺上缘作为基点扇形摆动）

b. 头侧牵拉（向胰腺背侧摆旗）

c. 向脾脏侧牵拉（向头侧、尾侧摆旗振动）

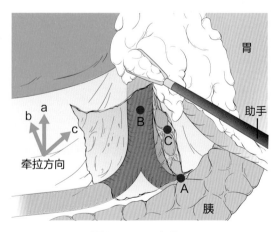

图3-9-62 问题2

【术者右手钳子的手术操作】

问题3　清扫No.11p淋巴结时首先应进行什么操作？

问题4　沿着脾动脉壁进行No.11p淋巴结清扫时，以什么作为目标？如何进行操作（图3-9-63）？

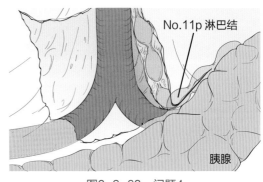

图3-9-63　问题4

【目标】

A. 胰腺上缘露出的胰腺组织

B. 显露的脾动脉壁

C. 显露的脾静脉

【手术技巧】

A. 用慢凝固模式进行凝固、切开

B. 使用分离钳子和超声刀等进行组织索状化后，用慢凝切模式进行凝固、切开

C. 用电刀（双极）凝固切断

问题5　清扫No.11p淋巴结时，必须注意哪些罕见并发症？

问题6　清扫No.11p淋巴结后，分离左侧膈肌脚附着的脂肪组织到食管胃结合部，这时以什么作为解剖学标志？

（三）这样操作可以很好地清扫No.11p淋巴结（解答）

解答1　腹腔动脉和胰腺体尾部的位置关系（图3-9-64）

在清扫No.11p淋巴结时，为了显露胰腺体尾部上缘，需要翻转胰腺体尾。胰腺体尾部为弓形，迂回到腹腔动脉的尾侧后，位于腹腔动脉头侧部位。为了有效地进行翻转胰腺体尾的操作，清扫No.7淋巴结后，应向深部分离好腹腔动脉头侧的腹主动脉表面。

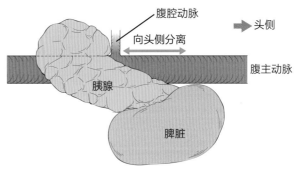

图3-9-64　胰腺局部解剖

【术者左手钳子的手术操作】

解答2　清扫No.11p淋巴结时，术者左手钳子的夹持部位和牵拉方向（图3-9-65）

胰腺被膜覆盖在胰腺的前面和后面，在胰腺上缘融合，移行向胃胰皱襞和胃浆膜。清扫No.7淋巴结时，向深部区域广泛地分离腹主动脉前面，有利于进入Gerota筋膜前面。此时，术者的左手钳子夹持、上抬从胰腺被膜向胃浆膜移行的膜组织，以胰腺上缘为基点，进行扇形摆动运动，可容易完成胰腺的翻转（图3-9-65）。助手向尾侧压排胰腺，进而易于观察到胰腺上缘。

➡【夹持部位选择C，牵拉方向选择a】

【术者右手钳子的手术操作】

解答3 清扫No.11p淋巴结时，首先进行的操作

清扫No.11p淋巴结，与清扫No.8a淋巴结步骤相同。首先，在胰腺上缘切开胰腺前面的被膜，有时可以观察到被脂肪组织包裹着的脾动脉的一部分。

解答4 清扫No.11p淋巴结的目标和手术操作（图3-9-66）

分离钳子和超声刀进行组织索状化后，用慢凝切模式操作，从脾动脉上去分离脂肪组织。在此过程中重要的是在确认脾动脉的同时进行清扫。脾动脉多数情况呈弯曲蛇形，所以术前CT检查确认好脾动脉走行非常重要。

➡ 【均选择B】

解答5 清扫 No.11p淋巴结时的罕见并发症

在清扫No.11p淋巴结时，要注意的罕见并发症是脾动脉和胰腺上缘的胰腺损伤会导致延迟性脾动脉瘤出血和术后胰液漏。

解答6 处理附着在左侧膈肌脚结缔组织的解剖学标志

No.11p淋巴结清扫结束后，切除附着在左侧膈肌脚上的脂肪组织。这时的解剖学标志是胃后面的胃壁，使用超声刀显露胃后壁，切除结缔组织。

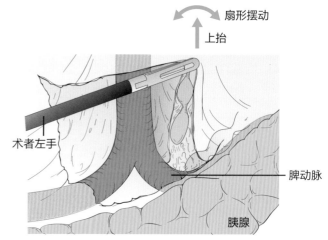

图3-9-65 左手钳子进行扇形摆动

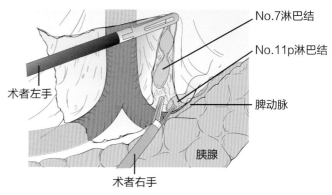

图3-9-66 清扫No.11p淋巴结的目标

（四）No.11p淋巴结清扫中（图3-9-67）

● 进行No.11p淋巴结清扫。

● 暴露出胰腺上缘的一部分。

● 目标是Gerota筋膜和胰腺后面形成的V字形。

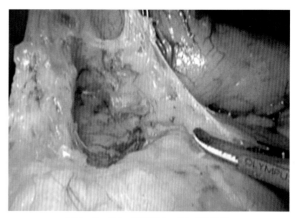

图3-9-67 清扫No.11p淋巴结

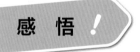

法　则 !

法则1　要求外科医生掌握的血管知识

（1）血管的局部解剖（和膜的关系）。

（2）血管的分支和方向（包含亚型）。

（3）无（少）血管区。

法则2　清扫No.11p淋巴结的操作步骤

（1）显露胃左动脉根部左侧。

（2）腹腔动脉左侧→腹主动脉左侧→Gerota筋膜前面（"掀起"
胰腺上缘的操作）。

（3）确认中枢侧的脾动脉和清扫No.11p淋巴结。

法则3　清扫No.11p淋巴结的注意事项

（1）避免损伤胰腺。

（2）避免能量器械损伤脾动脉壁（延迟性动脉瘤）。

（3）避免切断脾动脉。

感　悟 !

"清扫No.11p淋巴结的关键是翻转胰腺。"

在发生学上，胰腺后面与后腹膜有生理性融合层。在腹主动脉正面向头侧稍稍扩大分离范围，
则可容易进入Gerota筋膜前面的层次。术中可夹持胰腺被膜（前后）的头侧延伸的腹膜，进行扇形摆
动分离，翻转胰腺。

（译者：张忠涛，杨斌）

十、清扫No.1、No.3淋巴结

目标	掌握清扫No.1、No.3淋巴结的手术操作

A配布（参照p29）
（术者位于患者两腿之间）

准备

（一）No.1、No.3淋巴结清扫前（图3-9-68）

- 胃上部后面的结缔组织分离结束。
- 考虑从胃壁上清扫No.1、No.3淋巴结。
- 从胃前壁进行手术入路和从胃后壁进行手术入路，清扫No1、No.3淋巴结。
- 首先，进行胃前壁的手术入路，与助手协调操作，使胃上部小网膜位于水平位置。

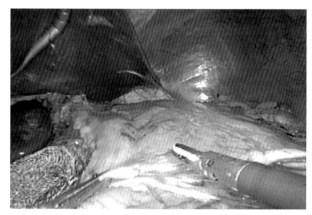

图3-9-68　清扫No1、No.3淋巴结前

进行时

（二）练习题

问题1　描述胃上部小弯侧横断面图，叙述膜结构的解剖学特征。

【术者左手钳子的手术操作】

问题2　分别选择胃前壁的手术入路和胃后壁的手术入路，术者左手钳子的夹持部位和牵拉方向（图3-9-69、图3-9-70）。

1. 胃前壁的手术入路

【夹持部位】

A. 胃上部胃前壁　B. 小网膜　C. 胃左动脉上行支

【牵拉方向】

a. 上抬　b. 向患者右侧牵拉　c. 向尾侧牵拉

2. 胃后壁的手术入路

【夹持部位】

A. 胃上部胃前壁　B. 小网膜　C. 胃左动脉上行支

【牵拉方向】

　　a.上抬　b.上抬、右侧牵拉　c.上抬、尾侧牵拉

【术者右手钳子的手术操作】

问题3　用超声刀实施No.1、No.3淋巴结清扫。为了将小网膜从胃壁分离，将超声刀插入小网膜的胃附着部，按照图3-9-69、图3-9-70描述清扫方法。

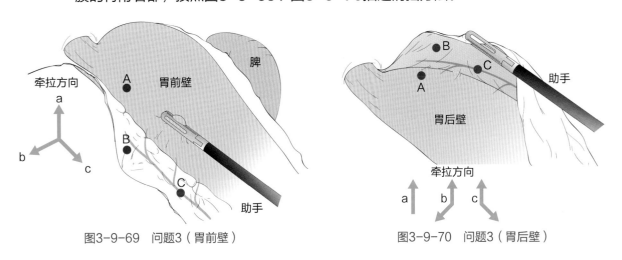

图3-9-69　问题3（胃前壁）　　　　　　　　图3-9-70　问题3（胃后壁）

问题4　清扫No.1、No.3淋巴结时，应该注意的罕见并发症是什么？

问题5　胃切除后重建前，应注意什么事项？

（三）这样操作可以很好地清扫No.1、No.3淋巴结（解答）

解答1　胃上部小弯侧膜结构的解剖学特征（图3-9-71）

　　胃上部小弯侧由胃前壁浆膜和胃后壁浆膜构成帐篷状结构。在帐篷的顶点融合与小网膜移行。夹在2层膜中间的区域是所谓的无浆膜区。因此，清扫No.1、No.3淋巴结有从胃前侧壁和胃后侧壁两个方向的手术入路。

【术者左手钳子的手术操作】

解答2　清扫No.1、No.3淋巴结时，术者左手钳子的夹持部位和牵拉方向（图3-9-72、图3-9-73）

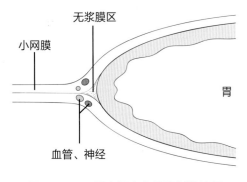

图3-9-71　胃上部小弯侧解剖学特征

　　进行淋巴结清扫时，胃前壁的手术入路是从肛侧向食管胃结合部，胃后壁的手术入路是从食管胃结合部向肛侧。胃前壁手术入路中，术者的左手钳子夹持预定分离部位附近的小网膜，向患者右侧牵拉，和夹持胃前壁的助手钳子协调操作，水平方向伸展分离部位。胃后壁手术入路中，术者和助手钳子上抬小网膜，稍向尾侧牵拉，形成垂直位置板状结构。

➡【胃前壁手术入路夹持部位选择B，牵拉方向选择b；胃后壁手术入路夹持部位选择B，牵拉

方向选择c 】

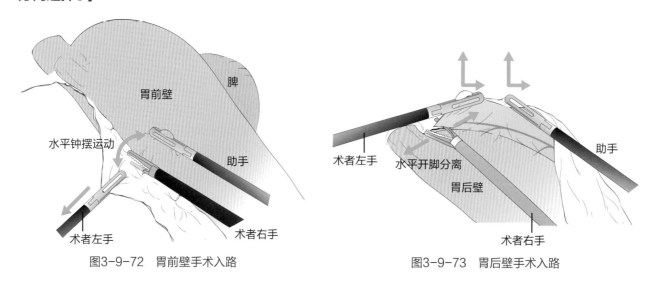

图3-9-72　胃前壁手术入路　　　　　　　　　图3-9-73　胃后壁手术入路

【术者右手钳子的手术操作 】

解答3　插入超声刀刀头的分离方法（图3-9-72、图3-9-73）

胃前壁手术入路，用超声刀在小网膜附着部位的腹膜开窗，插入钳子（超声刀刀头）到无浆膜区，进行水平钟摆运动，制造空间，去切断小网膜。胃后壁入路，用超声刀水平开脚分离，凝固、切开被索状化、膜状化的小网膜及附着在胃后壁附近部位的结缔组织。通过这样操作，完成No.1、No.3淋巴结清扫。

解答4　No.1、No.3淋巴结清扫时应注意的罕见并发症

No.1、No.3淋巴结清扫最应该注意的是避免损伤胃壁和食管壁。重要的是操作中应充分地从胃壁上分离小网膜，并进行切断。另外，清扫时如果小网膜封闭不充分，有时可能发生出血。由于小网膜在胃近旁较厚，建议用慢凝切模式稍稍地进行凝固、切断。

解答5　胃切除后重归建前，应注意的事项

腹腔镜下胃切除结束后，将转移到重建（腹部小切口和完全腹腔镜下操作）。重建前，应确认纱布、有无出血，再确认辅助手术腹部小切口的位置。

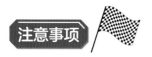

（四）清扫No.1、No.3淋巴结后（图3-9-74）

● 结束了No.1、No.3淋巴结的清扫。

● 小网膜被分离，食管右侧壁和胃上部小弯侧裸露着。

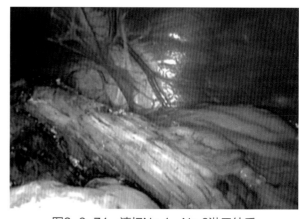

图3-9-74　清扫No.1、No.3淋巴结后

●确认腹腔没有纱布残留、无出血，进行切断胃和重建。

●肝脏镰状韧带的左侧作为辅助手术时腹部小切口的位置。

法 则 ！

法则1　胃的膜状结构物

（1）大网膜、小网膜。

（2）胰头部前面的生理性融合层。

（3）清扫淋巴结（No.4sb、No.4d，No.1、No.3）。

法则2　胃的膜状结构术野形成和微调整

（1）拉伸形成膜（基本上水平或垂直）。

（2）给予膜恰当的张力。

（3）注意膜面的方向性（切断和分离）。

法则3　切断膜状结构

（1）确认膜的表、里。

（2）优势侧钳子与切断膜的面呈平行方向。

（3）预定切开线与优势侧钳子的方向一致。

感 悟 ！

"胃切除术直到最终是和膜结构的交流。"

腹腔镜辅助下胃切除术最后的腹腔内操作是清扫No.1、No.3淋巴结。胃上部、胃前壁的浆膜和胃后壁的浆膜构成帐篷状，其中央是无浆膜区。因此采取从胃前壁侧和胃后壁侧两个方向的手术入路。

（译者：杨斌，张忠涛）

第十节　吻合及其他操作

一、经腹部小切口进行残胃十二指肠吻合（B-I法）

> **目标**　掌握经腹部小切口进行残胃十二指肠吻合（B-I法）的手术操作

准备

（一）吻合前（胃切除后）（图3-10-1）

● 上腹部正中有5 cm长的小切口，安装上切口保护器。

● 从腹部小切口，把预定要切除的胃牵拉到体外。

● 为了确认病变的局部位置，可以通过触摸术前施放的夹子确认。

● 远端胃切除术与开腹手术相同，通常在胃网膜左动脉最末支的前支水平上切断（如果残胃较大，可产生食物残渣潴留）。

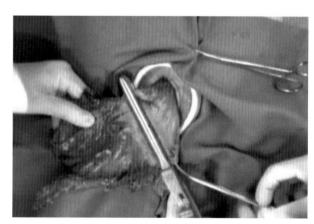

图3-10-1　吻合前（胃切除后）

进行时

（二）练习题

问题1　癌灶位于胃幽门部，A～C中哪个作为胃的切断线比较合适？（图3-10-2）

问题2　下列各项中，选择仅在腹腔镜下操作的吻合。

　　A. 管状吻合器Billroth-I吻合　　B. delta吻合

　　C. 三角吻合

问题3　下列各项中，哪个是侧侧吻合？

　　A. 管状吻合器Billroth-I吻合　　B. delta吻合　　C. 三角吻合

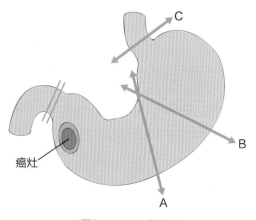

图3-10-2　问题1

问题4 用管状吻合器进行
Billroth-I吻合法时，
叙述选择腹部小切口
位置的注意事项。

问题5 图示为用管状吻合器
行Billroth-I吻合法，
逐个叙述手术操作上
的注意点（图3-10-
3、图3-10-4）。

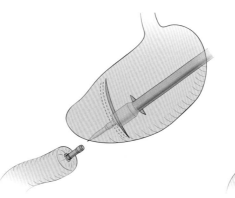 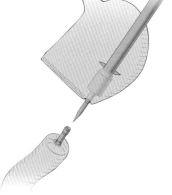

图3-10-3 问题5（1）　　图3-10-4 问题5（2）

问题6 列举Billroth-I吻合法
的3个严重的并发症。

问题7 Billroth-I吻合法中发
生吻合口漏的原因是
什么？

问题8 图3-10-5中，关于
Billroth-I吻合法中
十二指肠的可移动长度
的观点，哪个合适？请
叙述其理由。

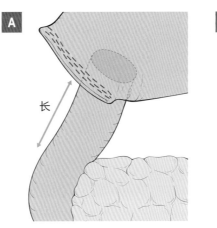 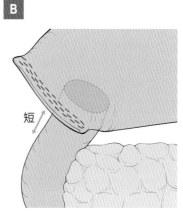

图3-10-5 问题8

（三）这样操作可以很好地完成残胃十二指肠吻合（B-I法）（解答）

解答1 胃的口侧切断线（远端胃切除术，图3-10-6）

胃切除后残胃易残留食物残渣，会降低患者的生活质
量。根据前辈们的经验，推荐在胃网膜左动脉最末分支前
支的水平，与胃大弯侧的垂直线上切断。

➡ 【选择B】

解答2、3 重建术式的种类

腹腔镜下胃切除术Billroth-I法重建残胃十二指肠的吻
合方法有：❶用管状吻合器（主要是腹腔镜辅助下）；
❷delta吻合（腹腔镜下）；❸三角吻合（腹腔镜下）。
侧侧吻合即delta吻合。

➡ 【问题2选择B、C，问题3选择B】

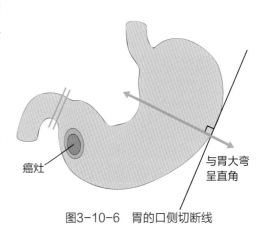

图3-10-6 胃的口侧切断线

解答4　用管状吻合器Billroth-I法吻合时的腹部小切口

出现以下情况从腹部小切口操作困难：❶有十二指肠溃疡的既往病史；❷透视的正面像可以观察到十二指肠球部的环状切迹；❸肥胖患者的腹壁到腹腔动脉根部距离较大（10 cm以上）等。此时，将腹部小切口从腹部正中稍稍移到右侧（2 cm），更容易进行手术操作。

解答5　用管状吻合器Billroth-I法吻合时的注意点

用管状吻合器进行Billroth-I法吻合有多种方法。作为代表性方法，残胃后壁和十二指肠吻合要注意：❶吻合部位张力；❷吻合线之间胃壁缺血。残胃断端和十二指肠吻合要注意：❶扭转；❷吻合线重叠。

解答6　Billroth-I法吻合的三大并发症

Billroth-I法吻合的三大并发症是吻合口漏、吻合口出血、吻合口狭窄。出血的原因有：❶B字形成钉不确切；❷卷入其他组织；❸吻合钉脱落。

解答7　Billroth-I法吻合发生吻合口漏的原因

吻合口漏多半发生在术后第4～5天。这意味着吻合口漏因静脉回流障碍引起。静脉回流障碍的原因有：❶吻合部位的内压升高；❷吻合部位有张力；❸吻合部位扭转。

解答8　Billroth-I法吻合十二指肠可动部位的长度（图3-10-7）

若从吻合口到固定在后腹膜部位的长度过长，可因扭转而产生缺血，发生术后吻合口狭窄。根据残胃中有无食物残留，可判断残胃是否有旋转。

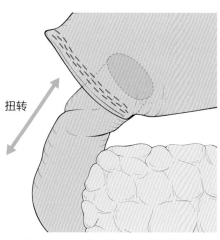

扭转

图3-10-7　十二指肠可动部位过长

➡【选择B】

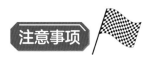

注意事项

（四）残胃十二指肠吻合后（图3-10-8）

- 从腹部小切口实施远端胃切除术。
- 然后，从腹部小切口向十二指肠内置入吻合器抵钉座。
- 切开残胃的前壁，插入吻合器的主体，在胃后壁和十二指肠之间进行吻合。
- 用线型切割闭合器缝闭切开的胃前壁创口，完成Billroth-I法残胃十二指肠吻合。

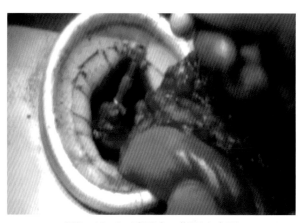

图3-10-8　残胃十二指肠吻合后

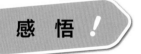

法则

法则1　远端胃切除术后的重建

（1）Billroth-I法或Roux-en-Y方法。

（2）Billroth-I法可能有吻合口漏、吻合口出血、吻合口狭窄等并发症。

（3）Roux-en-Y方法可能有十二指肠残端瘘、内疝、Roux-en-Y综合征等并发症。

法则2　吻合口静脉回流不全可引发吻合口漏

（1）消化管腔内压力升高。

（2）吻合口张力。

（3）吻合口扭转。

法则3　吻合口出血的原因

（1）B字形成钉不确切。

（2）卷入其他组织。

（3）吻合钉脱落。

感悟

"吻合口漏可损害医生和患者之间的信任。"

无论是对患者，还是对医生，胃切除术后发生吻合口漏、胰液漏等严重的并发症都是非常棘手的。避免并发症重要的是术中与组织充分交流。外科医生要具有洞穿组织特性的能力，然后根据其特性完成手术。外科手术中的唯一努力是"避免并发症"。希望外科医生心里牢记"我不能失败"。

（译者：张忠涛，杨斌）

二、经腹部小切口进行Y吻合（Roux-en-Y）

> **目标**　掌握经腹部小切口进行Roux-en-Y重建Y吻合的手术操作

准备

（一）吻合前（Roux-en-Y）（图3-10-9）

- 患者体格大，残胃变小，因此决定采纳Roux-en-Y重建。
- 腹腔镜下观察确认Treitz韧带，从腹部小切口牵拉出其远侧端的空肠。
- 首先，制作Roux-en-Y重建的Y侧肠襻。

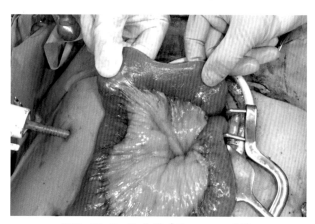

图3-10-9　吻合前（Roux-en-Y）

进行时

（二）练习题

问题1　远端胃切除后，进行Roux-en-Y重建的Y吻合，应在距离Treitz韧带多少厘米处制作Y肠襻？另外，吻合口距离残胃空肠吻合多少厘米？

问题2　Roux-en-Y重建的Y吻合，理论上偏好哪个方向进行吻合？（图3-10-10）

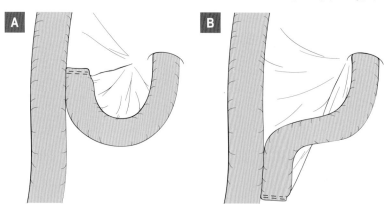

图3-10-10　问题2

问题3　Roux-en-Y重建的Y吻合，要进行Y襻侧侧吻合。常用哪种类型的线型切割闭合器？

问题4　Roux-en-Y重建的Y吻合，Y襻侧侧吻合时，线型切割闭合器的放置方向偏好以下哪一种？理由是什么（图3-10-11）？

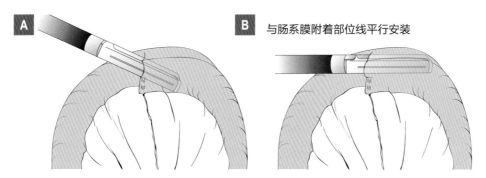

A

B 与肠系膜附着部位线平行安装

图3-10-11 问题4

问题5 直线型切割闭合器制作Y襻吻合后，闭合直线型切割吻合器插入口的注意点是什么？

问题6 列举Roux-en-Y重建时，侧侧吻合Y吻合的并发症。

问题7 叙述Roux-en-Y重建时，防止Y吻合吻合口漏的手术技巧。

问题8 Roux-en-Y重建后，制作Y吻合时，如何预防内疝？

（三）这样操作可以很好地完成Y吻合（Roux-en-Y）（解答）

解答1 远端胃切除后Roux-en-Y重建Y吻合的制作部位（图3-10-12）

众所周知距离Treitz韧带20 cm附近的小肠存在起搏点，因此在距离Treitz韧带20 cm处切断、上提含有起搏点的空肠，会出现Roux-en-Y吻合综合征。

在距Treitz韧带30 cm的部位切断，就不会发生Roux-en-Y吻合综合征。而Y吻合口位于距离残胃空肠吻合口40 cm的部位。

解答2 Y襻吻合的方向

侧侧吻合进行Y襻吻合时，如问题2所示有两个方向。从经验上看，两者之间没有机能方面的差异。一般认为要使肠系膜不扭转，进行如图3-10-12的吻合方法是安全的。

➡【选择A】

解答3 进行Y吻合的直线型切割吻合器的种类

小肠壁比胃和大肠壁要薄，吻合钉成钉后高度要达到1.0 mm，推荐使用白色或者棕色钉仓。

解答4 进行Y吻合时安装直线型切割吻合器

吻合线的并发症之一是吻合部位出血。避免出血的要点是消化道管壁均匀，最好肠壁内动脉细小，可设计吻合线位于肠系膜对侧的纵轴线上。

➡【选择B】

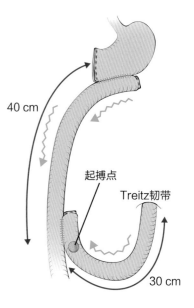

40 cm

起搏点

Treitz韧带

30 cm

图3-10-12 Y吻合的制作部位

解答5 闭合直线型切割吻合器插入口的注意点

在闭合直线型切割吻合器的插入口，如果左右的吻合线接触可能会愈合，因此，左右的吻合线一定不要接触。

解答6 Y吻合的并发症

常发生的并发症是出血、吻合口漏、狭窄。

解答7 避免Y吻合吻合口漏的处理（图3-10-13）

吻合线开脚的方向力量薄弱，因此要在靠近所谓大腿的部分缝合1～2针。

解答8 避免Y吻合引起内疝的手术操作

在Y襻的部分，2层肠系膜重叠，有时其他肠管会误入其间，产生内疝，因此要缝闭之间的肠系膜。后续还将介绍Petersen's疝。

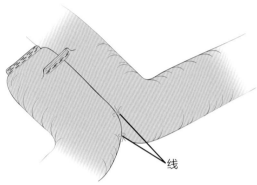

图3-10-13 避免吻合口漏

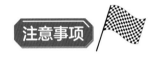

（四）吻合（Roux-en-Y）中（图3-10-14）

- 在距离Treitz韧带30 cm的部位切断空肠。
- 上提远端空肠，在距离断端40 cm的部位进行Y襻吻合。
- Y襻吻合用直线型切割吻合器进行侧侧吻合。
- 吻合部位为了避免术后出血，重要的是在肠系膜对侧进行侧侧吻合。

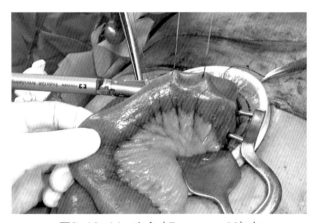

图3-10-14 吻合（Roux-en-Y）中

法　则！

法则1　使用吻合器的注意事项

（1）消化道管壁厚度均匀。

（2）吻合的厚度。

（3）去除妨碍吻合钉B字成形的因素。

法则2　吻合口的并发症

（1）吻合口漏。

（2）吻合口出血。

（3）吻合口狭窄。

法则3　吻合口出血的原因

（1）B字形成钉不确切。

（2）卷入其他组织。

（3）吻合钉脱落。

感　悟！

"肠管是个自主蠕动的器官，这是个重要特征。"

肠管为大脑以外独立运动的器官，被称为"第二大脑"。胃肠重建时，必须考虑起搏点的部位和肠管运动，以确定重建方法。

（译者：张忠涛，杨斌）

三、经腹部小切口进行残胃空肠吻合（Roux-en-Y）

> **目标** 掌握经腹部小切口进行Roux-en-Y重建的残胃空肠吻合的手术操作

准备

（一）吻合前（Roux-en-Y）（图3-10-15）

- Roux-en-Y重建的Y吻合结束，残胃断端和远端空肠断端经腹部小切口拖出。
- 开始进行残胃空肠吻合。
- 预定吻合时用直线型切割吻合器进行侧侧吻合。

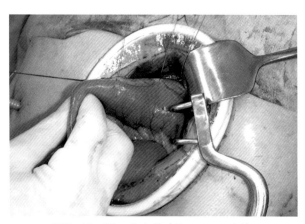

图3-10-15 吻合前（Roux-en-Y）

进行时

（二）练习题

问题1 用直线型切割吻合器进行残胃空肠吻合时，从下列选项中选择吻合的部位。

【残胃】

A. 残胃前壁　B. 残胃大弯侧　C. 残胃后壁

【空肠】

a. 沿着肠系膜附着侧直线（长轴）　b. 沿着肠系膜附着对侧直线（长轴）

c. 连接肠系膜附着侧和对侧的斜形直线

问题2 使用的是哪种类型的直线型切割吻合器？

问题3 缝闭插入口时，偏好选择哪个方向（图3-10-16）？

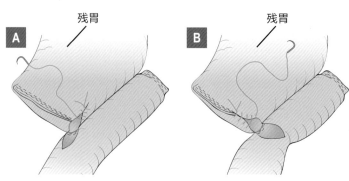

图3-10-16 问题3

问题4 列举残胃空肠吻合的并发症。

问题5 处理十二指肠残端，正确的吻合线包埋方法是哪个（图3-10-17）？

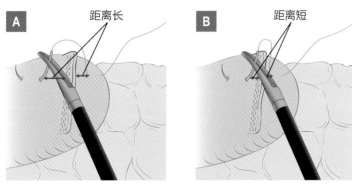

图3-10-17 问题5

问题6 为防止发生内疝应进行怎样的手术操作？

（三）这样操作可以很好地完成残胃空肠吻合（Roux-en-Y）（解答）

解答1 进行残胃空肠吻合的部位（图3-10-18）

残胃蠕动最大的部位是大弯侧。因此，残胃空肠吻合用残胃大弯侧、空肠肠系膜对侧进行吻合。

➡【残胃吻合部位选择B，空肠吻合部位选择b】

解答2 使用的直线型切割吻合器的种类

考虑胃壁和空肠壁的厚度，使用钉高1.5 mm的蓝色或者紫色的钉仓。

解答3 缝闭直线型切割吻合器的插入口

击发直线型切割吻合器后，闭合吻合器的插入口。对插入口进行短轴方向的闭合（如**图3-10-19**所示），会导致内腔变形，有时还会发生食物通过障碍，可以选择在吻合器插入口的长轴方向进行缝闭。

➡【选择A】

解答4 残胃空肠吻合的并发症

关于残胃空肠吻合，发生率较高的并发症有：❶**吻合口出血**；❷**吻合口狭窄**；❸**吻合口漏**。根据吻合的特性，进行安全的手术操作。

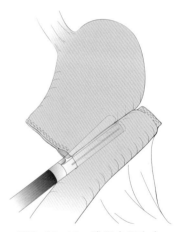

图3-10-18 残胃空肠吻合

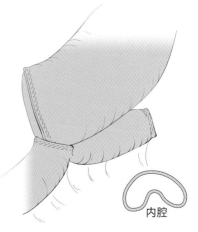

内腔

图3-10-19 内腔变形

解答5　包埋十二指肠残端吻合线（图3-10-20）

Roux-en-Y吻合最严重的并发症之一是十二指肠断端瘘，因此切割闭合时要选择确实可靠的B字成形的吻合钉。另外，包埋吻合线时要制作成大的死腔，以免缝线引起吻合钉开裂。

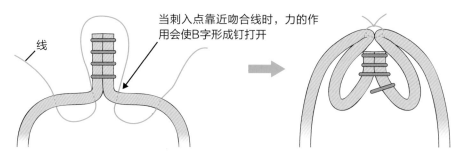

图3-10-20　包埋十二指肠残端吻合线

➡【选择A】

解答6　防止发生内疝的处理（图3-10-21）

腹腔镜下手术难以产生粘连，但容易引起内疝，发生频率最高的内疝为Petersen's内疝。因此必须缝合好横结肠系膜后叶和上提的肠系膜、后腹膜构成的间隙。

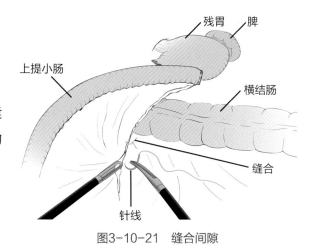

图3-10-21　缝合间隙

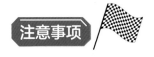

（四）进行残胃空肠吻合中（图3-10-22）

●用超声刀在残胃断端的大弯侧开孔。另外，要吻合的空肠肠系膜对侧肠壁也用电刀开孔。

●从同部位插入直线型切割吻合器，击发。

●Y襻吻合用直线型切割吻合器进行侧侧吻合。

●小肠系膜长轴方向缝闭插入口。

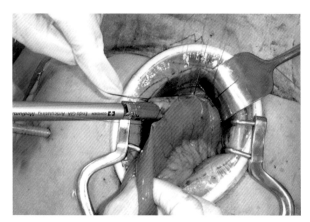

图3-10-22　进行残胃空肠吻合中

法 则 ！

法则1　**使用吻合器的注意点**

（1）消化道管壁厚度均匀。

（2）吻合的厚度。

（3）去除妨碍吻合钉B字成形的因素。

法则2　**吻合口的并发症**

（1）吻合口漏。

（2）吻合口出血。

（3）吻合口狭窄。

法则3　**远端胃切除术后的重建**

（1）Billroth-I法或Roux-en-Y方法。

（2）Billroth-I法有吻合口漏、吻合口出血、吻合口狭窄等并发症。

（3）Roux-en-Y方法有十二指肠残端瘘、内疝、Roux-en-Y综合征等并发症。

感 悟 ！

"机械吻合器进行消化道吻合。"

古希腊时代，古人采用在蚂蚁咬人伤口时，断掉蚁头使皮肤伤口对合。现代医学，已经研发了多种使创口之间对合的方法，采用吻合器进行缝合就是浆膜之间的对合。"对合方法"是外科医生的基本操作之一，也是一个考究的手术技巧。

（译者：张忠涛，杨斌）

四、安全应对手术中罕见的并发症（如出血、脏器损伤）

> **目标** 掌握术中罕见的并发症（如出血、脏器损伤）的应对方法

准备

（一）发生术中出血（图3-10-23）

- 分离胃网膜右动脉前面部位时，开始出血。
- 出血发生后，首先考虑应该如何进行应对。
- 要进行止血操作，需要什么信息？
- 什么样的止血方法有效？
- 尽量避免罕见并发症的发生。

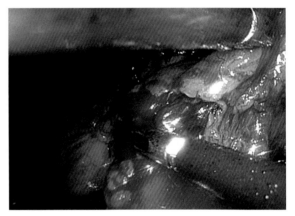

图3-10-23 术中出血

进行时

（二）练习题

【术中出血】

问题1 发生术中出血时，首先应进行什么操作？

问题2 判断什么时候需要中转开腹？

问题3 有哪些止血方法？

问题4 选择止血方法需要哪3个方面的信息？

问题5 腹腔镜下远端胃切除术中，列举容易发生损伤的动脉（出血）。

问题6 腹腔镜下远端胃切除术中，列举容易发生损伤的静脉（出血）。

问题7 腹腔镜下远端胃切除术中，哪些脏器容易损伤出血？

【损伤脏器】

问题8 腹腔镜下远端胃切除术，会损伤哪些脏器？

问题9 叙述腹腔镜下远端胃切除术中，脾脏损伤的原因和处理要点。

问题10 腹腔镜下远端胃切除术，哪些操作会造成胰腺损伤？叙述部位、操作、处理。

问题11 腹腔镜下远端胃切除术，进行什么操作会产生大肠损伤？

问题12 腹腔镜下远端胃切除术中，什么原因会引起延迟性动脉瘤？

（三）这样操作可以很好地应对术中罕见并发症（解答）

【术中出血】

解答1 发生术中出血时，首先应该进行的操作（图3-10-24、图3-10-25）

如果术中发生出血，首先：❶用纱布压迫；❷夹持出血部位，控制出血。在抽吸的同时判断选择恰当的止血方法。

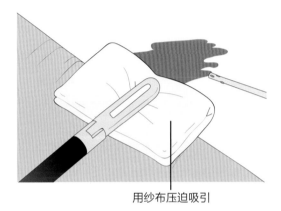

用纱布压迫吸引

图3-10-24 纱布压迫

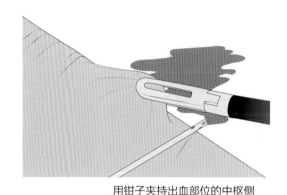

用钳子夹持出血部位的中枢侧

图3-10-25 夹持出血部位

解答2 判断中转开腹

若压迫出血部位和夹持不能控制出血，血液会导致术野混乱，此时不要犹疑，应立即中转开腹。

解答3 止血方法

腹腔镜下止血方法有：❶夹闭；❷超声刀；❸血管闭合系统等。另外也有电凝止血等。

解答4 选择恰当止血方法的要点

为了选择恰当的止血方法，重要的是判断：❶损伤部位和损伤的血管；❷动脉或者静脉（中枢或者末梢）；❸何种类型的损伤。

解答5、6、7 容易损伤（出血）的动脉、静脉、脏器

容易损伤的动脉包括：❶胃右动脉和肝固有动脉；❷十二指肠上动脉；❸胃底贲门动脉（左膈下动脉的分支）等。容易损伤的静脉包括：❶副右结肠静脉；❷胃网膜右静脉；❸胃网膜左右静脉胃壁附近的分支；❹胃左静脉胃壁附近的分支；❺No.8a淋巴结的两端（流出淋巴结的小静脉）。容易损伤出血的脏器包括：❶脾脏；❷胰腺；❸肝脏。

解答8 脏器损伤

腹腔镜下远端胃切除术，损伤率高的脏器为：❶胰腺；❷脾脏；❸大肠。

解答9、10、11　脾脏损伤、胰腺损伤、大肠损伤

脾脏损伤往往由于过度牵拉，导致脾脏被膜撕裂，处理方法为夹持脾脏，使脾脏内血流停止，再使用电凝止血。胰腺损伤在胃幽门下操作（分离）和胰腺上缘操作（清扫淋巴结）时产生，多为机械性损伤和凝固切开时的热损伤，处理与开腹手术相同，可喷洒纤维蛋白胶，并在附近放置引流管。大肠损伤多由在处理胃大弯时能量器械引起，小的情况用夹子对合健康部位，大的情况可缝合浆肌层。

解答12　损伤动脉壁

延迟性动脉瘤多半由于电凝、能量设备产生热损伤导致动脉外膜损伤而引起，好发部位是脾动脉弯曲部位。

（四）止血处理（图3-10-26）

- 钳子夹持控制出血。
- 超声刀凝固止血。
- 尽可能去除凝血块，否则画面会变暗。
- 不要放松，不要忘记移除纱布等。

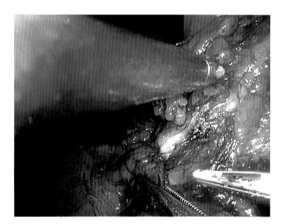

图3-10-26　止血处理

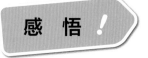

法则1　手术操作

（1）控制出血。

（2）控制细菌。

（3）爱护组织。

法则2　微创手术实践的要点

（1）掌握基本的手术操作。

（2）根据局部解剖和组织特性进行手术操作。

（3）活用手术器械的特性进行手术操作。

法则3　胃切除术难以处理时应对方法的提示

（1）腹腔镜下手术的特殊性。

（2）解剖学的特殊性。

（3）手术器械的特殊性。

感　悟 ！

"腹腔镜下手术的术中出血，足以缩短外科医生的职业寿命。"

腹腔镜下止血的手术操作难度高，外科医生手术中一旦遇到术中出血，术者和助手都会胆战心惊。外科手术是团队合作，要掌握好预防出血的手术操作。

（译者：杨斌，张忠涛）

五、安全地进行肥胖、高龄、既往开腹手术史患者的LDG

目标 掌握肥胖、高龄、既往开腹手术史患者安全地进行LDG的手术操作

准备

（一）肥胖患者的腹腔（图3-10-27）

- BMI为30 kg/m² 的肥胖患者。
- 腹腔内脂肪组织多，气腹不能获取充分的空间。
- 肥胖症病例术后并发症高，要求更加安全地进行操作。
- * LDG：laparoscopic distal gastrectomy 腹腔镜下远端胃切除术

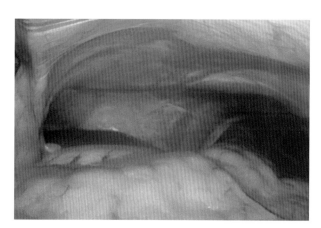

图3-10-27 肥胖患者的腹腔

进行时

（二）练习题

【肥胖患者】

问题1 肥胖患者腹腔镜下胃切除术难度增加（并发症发生率增高）的理由是什么？从以下选项中选择1项。

　　A. 狭窄的操作空间　　B. 组织脆弱　　C. 存在粘连　　D. 腹膜后脏器（胰腺）的界限不明显

　　E. 穿刺器活动性低　　F. 以上全部

问题2 应该注意何种术中罕见并发症和术后并发症？从以下选项中选择1项。

　　A. 出血　　B. 损伤脏器（尤其胰腺）　　C. 吻合口漏

　　D. SSI（surgical site infection，手术部位感染）　　E. 以上全部

问题3 在肥胖患者腹腔镜下手术中，寻找解剖学标志的要领是什么？

问题4 在肥胖患者腹腔镜下手术中，最适合凝固膜状结构的器械是什么？

　　A. 电凝　　B. 超声刀　　C. 血管封闭系统

问题5　在肥胖患者腹腔镜下手术中，什么器械适合处理胰腺上缘（清扫淋巴结）？并且说明安全的使用方法。

　　　A. 电凝　　B. 超声刀　　C. 血管封闭系统

【高龄患者】

问题6　高龄患者进行腹腔镜下手术有哪些问题？从以下选项中选择1项。

　　　A. 既往史　　B. 服药史　　C. 组织脆弱　　D. 所有

问题7　高龄患者进行腹腔镜下手术，并发症会增加吗？

　　　A. 增加　　B. 不增加　　C. 没关系

【既往腹部手术史的患者】

问题8　如何确定最初插入套管穿刺器的位置？

问题9　粘连部位的特征是什么？

问题10　胃壁后面和胰腺表面可见明显粘连，应该如何应对？

（三）这样操作对肥胖、高龄、既往开腹手术史患者可以安全完成LDG（解答）

【肥胖患者】

解答1　肥胖患者腹腔镜下胃切除术难度增加的理由

肥胖患者腹腔镜下胃切除术，手术操作难度增加，并发症发生率高。其理由有：❶**操作空间狭窄**；❷**组织脆弱**；❸**存在粘连**；❹**腹膜后脏器（胰腺）界限不明显**；❺**套管针可动性不良**等。

➡【选择F】

解答2　应该注意的术中罕见并发症和术后并发症

由于解答1中的原因，**出血、脏器损伤（尤其胰腺）、吻合口漏、SSI**等术中罕见并发症、术后并发症发生率高。术中应避免进行不必要的分离，确认解剖学标志的同时，需要注意安全地操作。

➡【选择E】

解答3　肥胖患者腹腔镜下手术寻找解剖学标志的方法

"胃切除术是膜的手术"，肥胖患者各层膜厚，难以寻找膜之间的融合层次。应适当进行牵拉，使融合层次表现出来凹陷。以凹陷部位作为开始分离点，一点一点去分离层次。另外，像胃十二指肠动脉和胃左动脉位于靠近膜表面的位置，容易被观察到，可从中枢侧向末梢侧追溯，利用"动脉周围疏松"这个原则小心夹持胃壁或者包裹动脉的索状物。

解答4、5　肥胖患者腹腔镜下手术推荐的能量器械

凝固、切开膜结构用血管封闭系统最安全。清扫淋巴结用超声刀慢凝切模式，但利用（滥用）预热可以凝固脂肪组织内丰富的小血管（血管封闭系统可进行膜切开和闭合血管）。对于肥胖患者，使用能量器械时注意：❶**确保闭合**；❷**避免损伤其他脏器**；❸**注意夹持、牵拉损伤**。

➡ 【问题4选择C，问题5选择B】

【高龄患者】

解答6、7　高龄患者腹腔镜下手术的注意点和并发症

　　腹腔镜下胃切除术需要气腹这种非生理性操作，实际上腹腔镜下手术和开腹手术患者随着年龄增加并发症增加的风险是等同的。对于高龄患者，往往有既往史和用药史，需要谨慎地进行围手术期处理，选择手术适应证及术式。

➡ 【问题6选择D，问题7选择B】

【既往开腹史】

解答8、9　粘连部位特征和最初插入套管穿刺器的位置

　　粘连部位的特征：❶粘连部位没有血管；❷粘连物有两端；❸上次没有分离、切断的部位没有粘连。避开开腹手术切口的部位，根据术前影像学检查选择紧靠腹壁下面没有脏器的部位，在此处留置最初的套管穿刺器。

解答10　分离粘连（尤其胃壁后面和胰腺表面的粘连）

　　开始手术操作后，尽可能早地分离胃壁后面和胰腺表面的粘连。因为如果胃不能游离，就不能形成良好的术野。

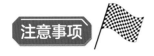
注意事项

（四）肥胖患者的血管处理（图3-10-28）

- 看清肥胖患者膜之间的层次，在"组织凹陷"部位进行处理。
- 使用超声刀的慢凝切模式操作并利用预热。
- 从表面可以观察到血管的解剖学标志（胰腺表面可见胃十二指肠动脉，胃胰皱襞内侧可见胃左动脉）。

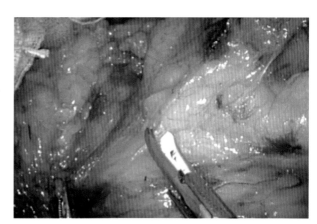

图3-10-28　处理肥胖患者的血管

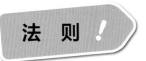

法　则

法则1　手术操作

（1）控制出血。

（2）控制细菌。

（3）爱护组织。

法则2　微创手术实践的要点

（1）掌握基本的手术操作。

（2）根据局部解剖和组织特性进行手术操作。

（3）活用手术器械的特性进行手术操作。

法则3　技术难度高的肥胖患者腹腔镜下手术

（1）腹腔内操作空间狭小。

（2）套管穿刺器的可动范围小。

（3）脂肪组织富含微小血管。

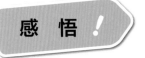

感　悟

"手术时忌讳急躁。"

想象一下，当出现"腹腔内的脂肪超乎想象的多"或者"粘连严重到让人吃惊"时，这些情况往往会导致外科医生心乱如麻。

但无论什么情况，只要熟悉解剖学知识、组织学知识、器械的知识以及基本的手术操作，就不必恐慌。用足够的信心，小心细致地进行安全的手术操作。

当然，中转开腹手术也是选择之一。

（译者：杨斌，张忠涛）

第四章

术后处理

赤木智德

第一节 术后管理和出院后指导

目标 掌握腹腔镜下胃切除术患者的围手术期和术后处理

准备

（一）刚刚手术后（图4-1-1）

- 腹腔镜下胃切除术结束后的腹部所见。
- 从右上腹部留置引流管，置于肝脏下面。
- 腹部小切口为套管穿刺器的插入部位。

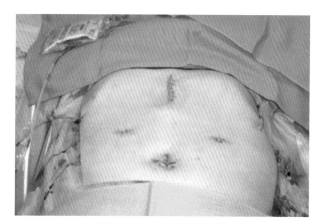

图4-1-1 术后腹部所见

进行时

（二）练习题

问题1 腹腔镜下胃切除术后管理要求哪些项目？

问题2 在腹腔镜下胃切除术后的管理中，应何时实施如下的管理？分别从A～D中选择。

（1）拔除胃管 （2）开始饮水 （3）允许开始步行 （4）开始饮食 （5）拔除引流管

A. 术后当日 B. 术后第1天 C. 术后第3天 D. 术后第4天

问题3 刚刚手术后，患者诉左肩部疼痛。可能的原因是什么？

问题4 以下并发症最容易发生在什么时期？分别从A～D中选择。

（1）出血

（2）呼吸系统、循环系统并发症

（3）吻合口漏

（4）胰液漏

（5）胆囊炎

（6）吻合口狭窄

A. 术后当天～第1天 B. 第2～3天 C. 第4～5天 D. 第6天以后

问题5 腹腔镜下胃切除术后需应用哪些药物？

问题6 选择胃癌患者术后1年门诊随访的适当时间。

　　A. 每隔1个月　　B. 每隔3个月　　C. 每隔6个月　　D. 每隔1年

（三）这样可以很好地进行术后和出院后管理（解答）

解答1　腹腔镜下胃切除术后管理的要点

● 多数单位按照临床路径进行术后管理。重要的是医师和其他医务工作者共同进行术后管理。

● 医学的术后管理包括：❶**静脉输液，营养管理；**❷**管道和引流管管理；**❸**早期发现并发症（参考解答4腹腔镜下胃切除术后代表性并发症）；**❹**心理护理。**

解答2　术后恢复管理的实践

● 本科采用的医学管理模式如**表4-1-1**所示

➡ 【答案见下表】

表4-1-1　腹腔镜下胃切除术术后经过

手术当日	术后第1天	术后第3天	术后第4天	术后4~14天
抗生素（1日）	拔除胃管（1）	拔掉硬膜外管	开始进食（4）	出院
—	拔除导尿管	—	拔除引流管（5）	
—	开始饮食（2）	—	—	
—	开始步行（3）	—	—	

解答3　二氧化碳气腹相关的并发症（表4-1-2）

● 关于二氧化碳气腹对生理功能的影响已有许多报道。但与开腹手术比较，术中和术后并发症相对更少。

● 腹腔镜手术后左肩部疼痛，考虑为气腹刺激膈神经所致，可以使用消炎镇痛药物治疗。

表4-1-2　气腹的生理性影响

气腹对循环系统以外脏器的影响
肾脏血流减少
肝脏血流减少（有争议）
脑血流速度加快
迷走神经反射
伸展膈肌神经刺激肩部疼痛
皮下气肿
静脉气体栓塞

解答4　典型的术后并发症和最容易发生的时间

➡ 【答案如下】

● 出血：术后当日~第1天

●肺炎、肺不张：第2～3天

●吻合口漏、腹腔内脓肿：第4～5天

●胰液漏：第4～5天

●SSI：第6天以后

●术后胃潴留：第6天以后

●胆囊炎：第6天以后

●肠梗阻：第6天以后

●吻合口狭窄：第6天以后

解答5 术后给药

➡【答案如下】

●早期倾倒综合征——5-羟色胺及组胺拮抗剂、消化管黏膜局麻剂（奥昔卡因）等

●晚期倾倒综合征——阿卡波糖等

●缺铁性贫血——硫酸铁

●巨幼细胞性贫血——甲钴胺（注射）

●骨代谢异常——天冬氨酸钙、α-骨化醇

●反流性食管炎——卡莫司他、雷贝拉唑钠、枸橼酸莫沙必利、海藻酸钠

●消化道运动障碍——枸橼酸莫沙必利、六君子汤、大建中汤

* 术后辅助化疗（TS-1），以除T3（SS）N0、Ⅱ/Ⅲ胃癌术后外为辅助化疗的对象。

* 术前服用的药物（治疗血压、痴呆症等）从开始饮水的术后第1天开始。

解答6 早期胃癌患者术后门诊随访

●早期胃癌通常，术后2年内每6个月就诊一次，术后3～5年，每1年就诊一次。

●门诊就诊时，进行血液生化检查及肿瘤标志物检查。

●上消化道内镜及CT检查每年一次。

➡【选择C】

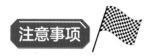
注意事项

（四）出院后（图4-1-2）

●出院后第3个月的腹部照片。

●正常饮食一餐分成若干份进食。

●恢复到术前生活。

●术后随访。

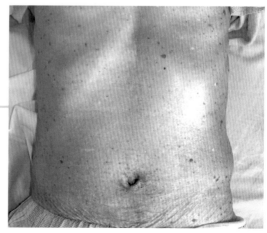

图4-1-2 出院后第3个月腹部所见

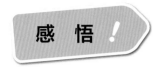

"术后患者的笑颜让人真实感受到微创手术的恩惠！

——配套出院后管理"

诊断要科学！治疗靠理论！管理要具体！这是日常诊疗的标语。

有益身体的腹腔镜下胃切除术后门诊管理的要点是：①饮食指导；②给药；③监管指导。

术后门诊管理需以患者为中心。

（译者：钟林，张忠涛）

第二节　腹腔镜下远端胃切除术后并发症及其应对方法

> **目标** 掌握腹腔镜下远端胃切除术后并发症的处理方法

准备

（一）并发症发生（图4-2-1）

【病例（后述患者C的情况）】

早期胃癌患者，男，63岁，行腹腔镜辅助下远端胃切除术（Roux-en-Y重建）。术后第5天突然发热，体温38℃左右，右季肋部疼痛。

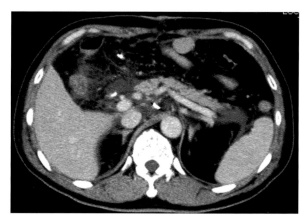

图4-2-1　胃部CT检查

进行时

（二）练习题

回答下列5名接受腹腔镜下远端胃切除术患者（患者A～E）的提问。

【患者A】

腹腔镜下远端胃切除术后第1天，1 h前开始可见留置在肝脏下面的引流管出血。出血量20mL/h，未见生命体征的变化。

> **问题1** 通常情况下，丧失多少百分比的循环血量会出现脉搏加快？

> **问题2** 通常情况下，丧失多少百分比的循环血流量会出现休克（血压80 mmHg以下）？

> **问题3** 应迅速进行哪些检查？

> **问题4** 应如何进行处理？

【患者B】

腹腔镜下远端胃切除术后第2天，湿性咳嗽，频繁咳出粉红色泡沫痰。

> **问题5** 疑似诊断何种疾病？应进行哪些检查？

> **问题6** 该疾病血气分析有什么特征？

> **问题7** 应如何进行处理？

【患者C】

腹腔镜下远端胃切除术（Roux-en-Y重建）术后第5天，发热（38℃多），右季肋部疼痛。服用解热药物后体温暂时降至37℃多，但是很快升到38℃多。右上腹部腹肌板状硬。第4天拔掉引流管。

问题8 怀疑为弥漫性腹膜炎，该病阳性率最高的体征是什么？

问题9 最可能的病因是什么？确定诊断为何种疾病？

问题10 应如何处理？

【患者D】

腹腔镜下远端胃切除术术后第7天，发热（38℃多），腹部超声可见胆囊肿大和泥沙状物质。

问题11 应如何处理？

问题12 应使用何种类型的抗生素？

【患者E】

腹腔镜下远端胃切除术（Billroth-I重建）术后第10天。主诉术后前9天进食良好，从第10天开始突然不能进食。

问题13 疑似诊断为何种疾病？如何进行确定诊断？

问题14 应如何处理？

（三）这样处理可以应对术后并发症（解答）

【患者A】术后出血（问题1～问题4）

解答1、2 通常丧失循环血容量的20%出现脉搏加快（100次/min以上），丧失循环血容量的30%出现休克（血压80 mmHg以下）（表4-2-1）。

表4-2-1 出血量和脉搏、血压

出血量	脉搏	血压/mmHg
1 000 mL以上	100次/min以上	100以上
循环血量的30%	120次/min以上	80～100
循环血量的50%	150次/min以上	70以下

*循环血容量约占体重的1/3
*体液的水分分布：细胞内液约占体重的40%，细胞外液约占20%

解答3 迅速掌握全身状态，进行血液检查（包括交叉配血试验）、超声检查、CT造影。

●腹腔镜下胃切除术后一旦出现出血性休克，应确定出血来源，决定治疗方案。最有用的检查是CT造影。

解答4 以下所示为术后出血应该采取的处理。

●若在通常的输液后血压不能升高，应开始输血。

●治疗时，要判断出血部位和紧迫性。应先判断是腹腔内出血还是胃肠道内出血（吻合口出血）后，再判断是采取保守治疗还是急诊手术。

（1）腹腔内出血考虑急诊手术的情况：❶引流管排出血性液体；❷腹部膨胀或者可见进行性贫血；❸即使输血也不能维持正常血压、脉搏（除此情况外可采取保守治疗。如果CT造影明确出血来源，也可考虑血管造影下介入止血）。每小时出血量是否超过50 mL是决定治疗方案的关键。

（2）手术后立即可见从留置胃管内流出多量血液（100 mL/h）的情况，可疑胃肠道内出血（吻合口部位）。出现以下状况考虑急诊手术：❶从留置胃管内排出多量血液（100 mL/h）；❷可见进行性贫血；❸即使输血也不能维持正常的血压、脉搏。此时保守的止血多半无效，不要犹豫，应进行再次开腹手术。

【患者B】术后肺水肿（问题5～问题7）

解答5　可疑疾病和应该进行的检查

●术后呼吸困难，端坐呼吸，粉红色泡沫痰，应怀疑肺水肿。

●肺水肿定义为肺血管以外，水分的异常潴留，临床上可见液体成分潴留在肺泡内的病理状态。

●胸部X线呈现特征性所见（克氏B线，心脏扩大等，图4-2-2）。另外听诊可闻及湿啰音，心导管肺动脉嵌楔压呈现30 mmHg以上。

解答6　血气分析的特征

●血气分析显示氧分压、二氧化碳分压同时降低（初期主要是气体弥散障碍）。

●即使给予氧气使氧分压正常化，过度呼吸也常继续出现。

●一般胸部X线所见迟于血气分析的变化。

解答7　应该进行的处理

●半坐卧位，半坐位排痰。

●给予利尿药（呋塞米）。

●给予吸氧。

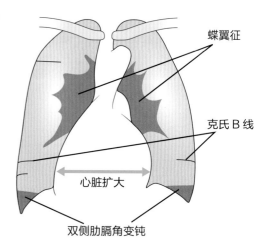

图4-2-2　胸部X线检查

蝶翼征
克氏B线
心脏扩大
双侧肋膈角变钝

【患者C】Roux-en-Y重建十二指肠残端瘘（问题8～问题10）

解答8　弥漫性腹膜炎阳性率最高的体征是板状腹

●CT（如果肾脏功能允许造影）是敏感性最高的检查。

●作为辅助检查进行X线检查、腹部超声检查。

●通常不进行消化道造影检查。

解答9 确定诊断

●可疑为十二指肠残端瘘。

●用CT进行确定诊断。十二指肠残端瘘可出现：**❶十二指肠断端附近出现有气泡的液体潴留；❷断端周围脂肪组织水肿/炎症变化。**

解答10 应该进行的处理

●在全身管理基础上，进行炎症局限化（引流）。

●若病灶已局限化，在超声或CT引导下进行引流。如果是弥漫性腹膜炎，应进行外科腹腔内冲洗和引流。

●根据细菌培养和药物敏感试验的结果，更换抗生素。

●炎症局限化后，以炎症部位（脓肿腔）的早期闭合、缩小为目的，进行全身营养管理（经肠内营养）、瘘管造影（刺激组织，促进肉芽组织增生），给予第XIII因子（促进创伤治愈）。

【患者D】术后急性胆囊炎（问题11～问题12）

解答11 应该进行的处理

●对于急性胆囊炎，可先采用内科治疗（抗生素等药物治疗），控制炎症后，应实施胆囊切除术。若内科治疗不能缓解严重败血症等其他危险情况，应及时进行经皮肝胆囊穿刺引流（percutaneous transhepatic gallbladder drainage，PTGBD）。

●腹腔镜下胃切除术后发生的急性胆囊炎通常是非结石性胆囊炎，是一次性穿刺引流（经皮肝胆囊穿刺引流）的适应证，很少适用于胆囊切除术。

解答12 使用抗生素

●抗生素的使用应考虑其敏感性、组织分布、副作用（肝、肾功能损害等）。

●使用头孢丙烯/舒巴坦（CPZ/SBT）、头孢他啶（CAZ）（根据急性胆管炎、胆囊炎诊疗指南）。

【患者E】吻合口狭窄（问题13～问题14）

解答13 确定诊断

●考虑到吻合口狭窄，首先用腹部X线检查，明确有无残胃扩张以及有无梗阻（图4-2-3显示残胃液体潴留）。

●必要时进行吻合口的造影检查，用水溶性造影剂，评估吻合口的通畅情况、狭窄部位的程度和长度。

解答14 应该进行的处理

●吻合口周围水肿通常会引起一过性通过障碍，所以，首先通过禁食和插入胃管来使胃肠减压，进行保守治疗。

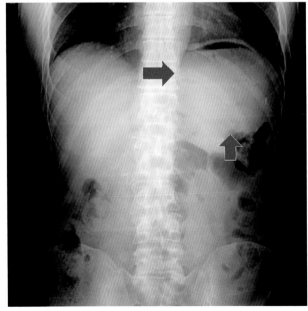

图4-2-3 腹部X线检查

- Billroth-I法和Roux-en-Y法的吻合口狭窄，开始经口进食后（第6天以后），通常会出现一过性的腹部胀满、恶心、呕吐。另外Billroth-Ⅱ法若出现吻合口狭窄，多由于输出襻扭曲、粘连引起。

- 明确有器质性狭窄时，用内镜下球囊扩张术等进行扩张。

- 若上述方法无效，考虑再次手术。

* 本书采用Roux-en-Y方法的改良。多数教科书上写为在距离Treitz韧带20 cm的部位进行Y吻合，本书选择在30 cm的部位（**图4-2-4**）。这是因为小肠的起搏点在上提肠壁上容易发生Roux-en-Y综合征。自从选定在30 cm以后，再也没有发生过Roux-en-Y综合征。

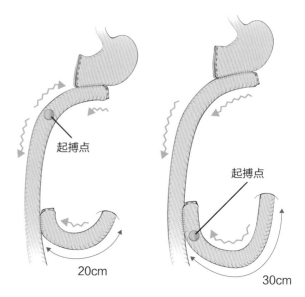

图4-2-4　Roux-en-Y法吻合口

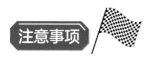

（四）处理完毕（图4-2-5）

- 通过上消化道造影和腹部CT检查，诊断为十二指肠残端瘘。

- 进行超声引导下引流，但由于引流不良，出现弥漫性腹膜炎。

- 弥漫性腹膜炎的治疗原则：由于腹腔内弥漫性扩展的炎症，腹腔内冲洗和引流使之局限（炎症局限化）。

- Morison窝留置引流管，间断吸引引流（**图4-2-5**）。

- 对于麻痹性肠梗阻最好进行肠道减压，如**图4-2-5**所示，有时使用肠梗阻导管进行肠管内减压（有时也用导管做肠造瘘）。

- 注意炎症、败血症、弥散性血管内凝血（disseminated intravascular coagulation，DIC）等的发生。

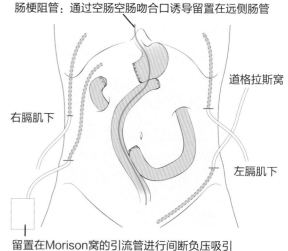

图4-2-5　腹部局部解剖示意图

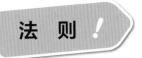

法 则 !

法则1　胃切除时危险的出血部位

（1）脾脏损伤。

（2）Henle干附近的静脉。

（3）动脉损伤（贲门胃底分支）。

法则2　远端胃切除术后的重建

（1）Billroth-Ⅰ法或Roux-en-Y方法。

（2）Billroth-Ⅰ法有吻合口漏、吻合口出血、吻合口狭窄等并发症。

（3）Roux-en-Y方法有十二指肠残端瘘、内疝、Roux-en-Y综合征等并发症。

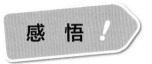

感 悟 !

"微创手术从零并发症开始。"

所有的手术都以不发生并发症为目标，一旦出现并发症后，就丧失了腹腔镜下胃切除术微创性的优点。对于术前说明"腹腔镜下手术是微创"的患者来说，会感到非常失望。

不辜负患者的期待，努力去践行零并发症的手术！

（译者：张忠涛，钟林）

第五章

自我测试

腹腔镜下远端胃切除术自我测试

日期： 年 月 日	特别记载：
患者： 性别： 年龄： 岁	
术者团队：	
术者： 助手： 镜手：	
手术时间：	
出血量：	
病变： 部位： 大小： cm 肉眼分型：	
淋巴结清扫范围：	

检测项目	自我检测（打√）					得分（满分共180分）120分以上合格
	不明白操作方法	明白操作方法，不能完成	需指导医生指导完成	自己独立完成	指导他人完成	
	0	1	2	3	4	
A.可进行患者术前管理和手术准备						合计/16分
（1）可选择LADG的适应证。						
（2）可以区分使用手术器械。						
（3）使患者取恰当的体位。						
（4）决定套管穿刺器留置位置并安全插入。						
B.作为助手，可形成恰好的术野						合计/68分
（1）【基本手术操作】可否做好术者希望的扶镜工作？						
（2）【基本手术操作】形成术野，可否夹持组织和牵拉组织时不导致组织损伤？						
（3）可否形成大网膜，胃结肠韧带手术入路的术野？						
（4）可否形成易于进行大网膜左侧切断的术野？						
（5）可否形成易于处理胃网膜左动静脉的术野？						
（6）可否形成易于进行No.4d、No.4sb淋巴结清扫的术野？						
（7）可否形成易于进行分离幽门和横结肠系膜粘连的术野？						
（8）可否形成易于处理胃网膜右静脉的术野？						
（9）可否形成易于处理胃网膜右动静脉的术野？						
（10）可否形成可切开小网膜的良好术野？						
（11）可否形成易于处理胃右动脉的术野？						
（12）可否形成易于离断十二指肠的术野？						
（13）可否形成可以显露胃左动静脉根部的良好术野？						
（14）可否形成可以清扫No.8a淋巴结的良好术野？						

检测项目	自我检测（打√）					得分（满分共180分）120分以上合格
	不明白操作方法	明白操作方法，不能完成	需指导医生指导完成	自己独立完成	指导他人完成	
	0	1	2	3	4	
（15）可否形成易于清扫No.12a淋巴结的良好术野？						
（16）可否形成易于清扫No.11p淋巴结的良好术野？						
（17）可否形成可以清扫No.1、No.3淋巴结的良好术野？						
C.可作为术者安全的手术操作						合计/88分
（1）【基本手术操作】左手钳子可否进行术野的微调整？						
（2）【基本手术操作】可否进行良好的分离操作？						
（3）【基本手术操作】可否进行没有渗出的闭合？						
（4）可否安全地切断大网膜、胃结肠韧带？						
（5）可否安全地切断胃网膜左动静脉？						
（6）可否安全地分离幽门和横结肠系膜的粘连？						
（7）可否安全地显露胃网膜右静脉？						
（8）可否安全地处理胃网膜右静脉？						
（9）可否安全地处理胃网膜右动脉？						
（10）可否安全地处理幽门下动脉？						
（11）可否安全地显露胃右动脉根部？						
（12）可否安全地切断胃右动脉？						
（13）可否安全地离断十二指肠？						
（14）可否安全地进行适当范围的No.8a淋巴结清扫？						
（15）可否安全地进行适当范围的No.12a淋巴结清扫？						
（16）可否安全地处理胃左静脉？						
（17）可否安全地处理胃左动脉？						
（18）可否安全地清扫No.11p淋巴结？						
（19）可否安全地清扫No.1、No.3淋巴结？						
（20）可否安全地完成残胃十二指肠吻合（B-I）？						
（21）可否安全地完成Y吻合（Roux-en-Y）？						
（22）可否安全地完成残胃空肠吻合（Roux-en-Y）？						
D.可否进行恰当的术后管理						合计/8分
（1）可否进行术后管理？						
（2）可否说明腹腔镜下胃切除术后特殊的并发症及其处理对策？						

（译者：韩方海）

附　录

手术要点

基 础 篇

1. 手术操作

（1）控制出血。

（2）抑制细菌。

（3）爱护组织。

2. 践行微创手术的要点

（1）掌握基本的手术操作。

（2）根据局部解剖和组织特性进行手术操作。

（3）活用手术器械的特性进行手术操作。

3. 腹腔镜下手术的特征

（1）没有触觉（不了解给予组织张力的具体情况）。

（2）放大的2D手术术野。

（3）长镜头和钳子操作（方向性限制和杠杆运动）。

4. 要求外科医生掌握的膜结构知识

（1）膜的粘连。

（2）膜的生理性融合。

（3）膜的一体化（不能分开的膜）。

5. 要求外科医生掌握的血管知识

（1）血管的局部解剖（和膜的关系）。

（2）血管的分支和方向（包含亚型）。

（3）无（少）血管区。

6. 要求外科医生掌握的结缔组织知识

（1）结缔组织的疏松部位。

（2）纤维组织的走行。

（3）神经纤维丰富的结缔组织部位。

7. 制作安全气腹的方法

（1）开放法插入Hasson型套管穿刺器。

（2）由低速到高速送入CO_2。

（3）充分地松弛腹肌和排空肠管内空气。

8. 难度较高的肥胖患者腹腔镜下手术

（1）腹腔内操作空间狭小。

（2）套管穿刺器的可动范围小。

（3）脂肪组织富含微小血管。

9. 决定套管穿刺器位置的法则

（1）以操作部位作为顶点的等腰三角形底边的两个顶点。

（2）从操作部位到套管穿刺器的距离为钳子长度的1/2。

（3）镜头的位置在两把钳子中间。

10. 操作镜的要点

（1）形成远近视野。

（2）形成上下视野。

（3）形成左右视野。

11. 看观察不到的部位

（1）摆旗操作。

（2）抽屉操作。

（3）旋转脏器操作。

12. 摆旗操作的要点

（1）夹持幅度小。

（2）拉伸力度适度。

（3）沿弧形轨迹摆动。

13. 形成术野的基础

（1）助手的钳子形成动态的术野：膜状结构和索状结构。

（2）分离粘连，游离胃和大肠。

（3）术者左手钳子微调整术野局部。

14. 分离粘连

（1）从粘连一端开始手术入路。

（2）夹持粘连点附近，向分离方向牵拉。

（3）分离粘连点（三角形的顶点）。

15. 术者非优势侧（左手）钳子进行术野局部微调整

（1）伸展的面（夹持部位和牵拉）。

（2）面的方向性（牵拉方向）。

（3）操作对象的组织静止（受左右钳子的力度和组织脆性影响）。

16. 左手和右手的协调操作

（1）分离、切断操作：左手→静止→右手。

（2）缝合操作是左右手交互操作。

（3）"对象组织静止"的重要性：左右力度平衡。

17. 超声刀设备的基础

（1）刀头振动。

（2）刀头夹闭。

（3）刀头振幅。

18. 使用超声刀的要领

（1）夹闭。

（2）扭转。

（3）牵拉。

19. 影响超声刀头幅度的因素

（1）组织厚度。

（2）组织的硬度（结缔组织的量）。

（3）有无液体成分（出血等）。

20. 血管封闭系统

（1）面通电双极电极。

（2）形成均匀厚度的组织和刀头紧密闭合。

（3）切断预定血管和切割线。

21. 切断组织

（1）助手钳子和术者非优势侧钳子形成术野。

（2）术者非优势侧钳子进行局部微调整。

（3）运用切断器械的特性来切断。

22. 切断膜状结构

（1）确认膜的表、里。

（2）与优势侧钳子平行切断膜的面。

（3）预定切开线与优势侧钳子的方向一致。

23. 索状结构的术野形成

（1）确认索状物的表里（左右）。

（2）夹持索状结构本身。

（3）维持索状结构垂直位置。

24. 需要进行分离操作的情况

（1）生理性融合层。

（2）粘连部位。

（3）显露血管和清扫淋巴结。

25. 开始分离的部位

（1）无（少）血管区。

（2）结缔组织疏松部位。

（3）凹陷部位。

26. 使用钳子分离

（1）开脚操作（原则上与纤维走行垂直相交）。

（2）闭合上下移动。

（3）插入操作。

27. 分离操作的要点

（1）伸展分离面（张力）。

（2）分离面的方向（与钳子成直角）。

（3）沿分开纤维组织方向操作钳子。

28. 处理血管的基本原则

（1）关注血管的特征（解剖学位置、走行、亚型）。

（2）精确形成术野和分离操作。

（3）完全封闭血管。

29. 夹子操作的基础

（1）充分分离血管周围。

（2）确认夹闭的两端。

（3）注意空打、扭转、夹闭在原有夹子上。

30. 使用吻合器的注意事项

（1）消化道管壁厚度均匀。

（2）吻合钉的高度。

（3）去除妨碍吻合钉B字成形的因素。

31. 妨碍吻合钉B字成形的因素

（1）神经纤维。

（2）消化道管壁的厚度不均匀（溃疡瘢痕、憩室等）。

（3）消化道管壁的褶皱。

32. 缝合操作的3个步骤

（1）在准确的方向夹持针。

（2）把针刺入组织。

（3）结扎。

33. 结扎时的要点

（1）结扎位置和针的刺入部位。

（2）环绕钳子和静止钳子。

（3）牵引交叉线。

34. 出血时的应对

（1）纱布压迫或夹持中枢侧→吸引。

（2）3种止血方法（夹闭、超声刀、电凝）。

（3）转为开腹。

35. 出血原因

（1）夹持、牵拉损伤。

（2）损伤血管。

（3）封闭血管不充分。

36. 选择止血方法的依据

（1）器械的止血效率。

（2）组织的性状。

（3）出血类型。

37. 吻合口的并发症

（1）吻合口漏。

（2）吻合口出血。

（3）吻合口狭窄。

38. 吻合口静脉回流不全可引发吻合口漏

（1）消化管腔内压力升高。

（2）吻合口张力。

（3）吻合口扭转。

39. 吻合口出血的原因

（1）B字形成钉不确实。

（2）卷入其他组织。

（3）吻合钉脱落。

实 践 篇

40. 胃切除时置入套管穿刺器的位置

（1）倒梯形位置。

（2）开放法置入Hasson型套管针。

（3）旋转法置入操作套管。

41. 胃的膜状结构物

（1）大网膜、小网膜。

（2）胰头部前面的生理性融合层。

（3）清扫淋巴结（No.4sb、No.4d，No.1、No.3）。

42. 胃的膜状结构术野形成和微调整

（1）拉伸形成膜（基本上水平或垂直）。

（2）给予膜恰当的张力。

（3）注意膜面的方向性（切断和分离）。

43. 胃的索状结构内容物

（1）包绕神经和血管的索状结构。

（2）胃网膜左、右动静脉。

（3）胃左、右动静脉。

44. 胃的索状结构的术野形成和微调整

（1）选择基本垂直位置。

（2）实时调整索状结构的夹持位置、牵拉方向、牵拉力度。

（3）关注纤维组织的特征（疏密和走行）。

45. 结缔组织疏松的部位

（1）动脉周围（根部）。

（2）消化管周围。

（3）凹陷部位。

46. 切断胃大网膜、小网膜

（1）选择恰当的切开线。

（2）凝固、切开，以避免出血。

（3）避免损伤其他脏器（横结肠、脾脏、肝脏）。

47. 决定胃大网膜、小网膜切开线

（1）从网膜囊侧观察。

（2）摆旗操作确认背侧。

（3）预定切开线和能量器械的方向一致。

48. 胃幽门下操作的要点

（1）分离粘连（胃幽门部后面和横结肠系膜、胰腺被膜）。

（2）分离生理性融合层（胰头部前面）。

（3）显露出胃网膜右动静脉和幽门下动脉的根部。

49. 胰头部生理性融合层的手术入路标志

（1）胰腺下缘。

（2）结肠中静脉。

（3）胃十二指肠动脉。

50. 为显露胃网膜右动脉和幽门下动脉的分离

（1）胃网膜右动脉外侧（胃网膜右动脉、胰腺、十二指肠围成的三角形）。

（2）胃网膜右动脉和幽门下动脉之间。

（3）幽门下动脉和十二指肠壁之间。

51. 清扫No.12a淋巴结的步骤

（1）分离肝固有动脉分叉部的左侧。

（2）分离胃右动脉分叉部附近的肝固有动脉左侧。

（3）切断流入和流出No.8a淋巴结的小脉管束。

52. 清扫No.8a淋巴结的步骤

（1）从肝总动脉、胃十二指肠动脉、胰腺上缘组成的三角开始手术入路。

（2）上抬包绕No.8a淋巴结的腹膜，多处切开胰腺附着部位。

（3）向头侧的平板分离。

53. 清扫No.11p淋巴结的步骤

（1）显露胃左动脉根部左侧。

（2）腹腔动脉左侧→腹主动脉左侧→Gerota筋膜前面（掀起胰腺上缘）。

（3）确认中枢侧的脾动脉和清扫No.11p淋巴结。

54. 清扫No.11p淋巴结的注意事项

（1）避免损伤胰腺。

（2）避免能量器械损伤脾动脉壁（延迟性动脉瘤）。

（3）避免切断脾动脉。

55. 清扫No.4sb、No.4d淋巴结的步骤

（1）大网膜作为膜状结构物处理切断。

（2）从网膜囊侧辨认胃网膜左动脉，从外侧处理（No.4sb）。

（3）清扫No.4d淋巴结的术野时，附着在胃壁上的大网膜、胃结肠韧带形成垂直板状。

56. 显露胃网膜右静脉根部的方法

（1）从外侧开始一步一步地分离、切断胰头部前面的生理性融合层→显露胃网膜右静脉。

（2）生理性融合层没有血管→上下移动钳子，沿胰头部滑动分离。

（3）切断时，膜平面与能量器械的方向一致（如覆盖）。

57. 为显露幽门下血管，分离钳子的使用方法

（1）胃网膜右动脉外侧垂直方向开窗。

（2）胃网膜右动脉和幽门下动脉之间→水平方向开窗。

（3）幽门下动脉和十二指肠→贴附十二指肠壁上下滑动。

58. 显露胃右动脉根部的方法

（1）上举胃右动脉，伸展无血管区和开窗。

（2）处理包绕血管内侧和外侧的膜。

（3）安全地封闭血管（注意血管亚型，注意封闭肝固有动脉）。

59. 显露胃左动脉根部的方法

（1）伸展、上抬胃胰皱襞形成术野（夹持动脉）。

（2）切开右侧膈肌脚上缘的腹膜，确定胃左动脉根部。

（3）U字形切开胃胰皱襞的附着部位，分离胃左动脉左侧。

60. 胃切除时危险的出血部位

（1）脾脏损伤。

（2）Henle干附近的静脉。

（3）动脉损伤（贲门胃底分支）。

61. 远端胃切除术后的重建

（1）Billroth-I法或Roux-en-Y方法。

（2）Billroth-I法有吻合口漏、吻合口出血、吻合口狭窄等并发症。

（3）Roux-en-Y方法有十二指肠残端瘘、内疝、Roux-en-Y综合征等并发症。

62. 胃切除术难以处理时应对方法的提示

（1）腹腔镜下手术的特殊性。

（2）解剖学的特殊性。

（3）手术器械的特殊性。